De Complete Methode Shiatsu Kosmetiek
Leerboek Cosmetische Shiatsu

D1664252

Deze uitgave is met de grootst mogelijke nauwkeurigheid samengesteld.
Desondanks zijn noch auteur, noch uitgever verantwoordelijk voor enig gevolg
dat zou voortvloeien uit onnauwkeurigheden of onjuistheden.

Copyright © 2013 Ronald Riksen

Uitgave: Seapress

Seapress is een imprint van Uitgeverij Lakerveld bv, Rijswijk.
Postadres: Postbus 160, 2290 AD Wateringen. Telefoon 070 - 3364600.

ISBN 978-90-73930-35-3

NUR 185 / 864 / 873

Voorwoord

De complete Methode Shiatsu Kosmetiek is een hernieuwde uitgave van de boeken Shiatsu Kosmetiek en Shiatsu Kosmetiek Methodiek. Na twintig jaar ervaring als grondlegger van deze methode ontstond bij mij de behoefte om mijn kennis en kunde te bundelen in een nieuw leerboek. De inhoud van dit boek bestaat uit een nieuw scenario voor onder andere de begeleiding van de huidige en toekomstige trainingen en opleidingen, oosterse massage volgens de Shiatsu methode.

Shiatsu betekent het mooi voelen, het mooi zijn als uniek mens. Kosmetiek betekent het mooier worden, onze natuurlijke accenten kunnen we extra verfraaien middels een oosterse cosmetische massage.

Door de huid als centraal orgaan in het behandelplan te beschouwen ontstaat er een specialisatie die we als een cosmetische Shiatsu kunnen omschrijven, binnen de therapeutische Zen Shiatsu opleiding. De huidconditie wordt verbeterd, het herstelmechanisme van de huid wordt versterkt en de huidfuncties worden genormaliseerd, waarbij de termen ontspannend, verzorgend, onderhoudend en preventief de hoofdrollen spelen.

Het is de bedoeling de lezer stap voor stap mee te nemen in de wereld van de oosterse massage. De theoretische leerweg van de Chinese geneeskunde met de praktische kennis van de Japanse Zen Shiatsu, vormen de fundamentele begrippen van deze massagemethode. Tezamen bieden zij vele mogelijkheden om in de westerse huidverzorging het blikveld te verbreden en de massagebehandelingen te verdiepen.

We gaan anders naar de huid kijken en we raken hem ook op een andere wijze aan. We masseren met een indringende, leunende druk vanuit een specifieke werkhouding, zonder dat er spierspanning plaatsvindt. Om deze massagedruk goed te kunnen toepassen moeten we vanuit een constante beweging masseren. Alleen op deze manier kunnen we doordringen in de holistische en pulserende lichaamsprocessen van onze klanten. Zo kunnen we elke disbalans voelen, die de symptomen en de oorzaken vormen van de vele problemen op de huid. Shiatsu is voelen, is gevoelige handen ontwikkelen.

We moeten niet op iemands huid zitten maar we moeten in iemands huid kruipen. Want veel van ons innerlijk naar buiten wordt zichtbaar op de huid. De beste cosmetica is tenslotte een ontspannen gezicht.

Ronald Riksen, 2013

Inhoud

14. De Chinese fysiologie

15. Huidpathologie

Index

Shiatsu, de innerlijke uitstraling

Reeds in de oudste Chinese boeken staan teksten over massage. Het oudste boek ter wereld over dit onderwerp heette "Huang Ti Nei Ching", wat zoveel betekent als "leer van het inwendige". Het is duidelijk dat deze massagevorm wereldwijd verspreid is in de loop der eeuwen. Massage is zo oud als de geneeskunde en misschien zelfs nog ouder.

Shiatsu is een vorm van fysieke behandeling die in de twintigste eeuw in Japan werd ontwikkeld. Shiatsu betekent letterlijk "vingerdruk". Shi is vinger, atsu betekent druk. Shiatsu vindt zijn oorsprong in de zeer oude Chinese massagetechnieken zoals tuina en de Japanse anma massagemethoden. Tuina is een traditionele Chinese massagevorm van waaruit acupressuur ontstaan is. Dit wordt ook wel drukpuntmassage genoemd. Anma is een traditionele Japanse massagemethode waarbij de nadruk ligt op de ontspanning. Anma heeft veel overeenkomsten met onze klassieke of westerse massagevormen.

In Japan wordt Shiatsu aangeduid als een medische behandelwijze, op die manier onderscheiden de mensen het van anma. Al deze behandelmethoden werden verenigd onder één noemer: de verzamelnaam Shiatsu.
Bij het gebruik van het woord Shiatsu, kan er een aantal uiteenlopende behandelmethoden worden bedoeld. De doeltreffendheid van ongeacht welke vorm van Shiatsu massage hangt af van de combinatie beoefenaar en methode. Vandaar ook dat het effect van elke Shiatsu massagebehandeling sterk kan verschillen van masseur tot masseur.

De Japanners hebben de kennis en kunde van de traditionele Chinese geneeskunde vermengd met hun eigen ondervindingen en opvattingen. Zo ontstond er een geheel nieuwe vorm van massage.

Een van de dingen die de Japanse geneeskunde heeft overgenomen en bewerkt, is de kennis en kunde omtrent de energiebanen en de drukpunten welke hier in het westen vooral bekend zijn geworden vanuit de acupunctuur. In het westen is Shiatsu soms beter bekend als acupressuur of als meridiaanmassage. De Japanse term voor drukpunt is tsubo.

De kennis omtrent het meridiaanstelsel is het product van ruim vijfduizend jaar lang verzamelen van ervaringsgegevens, theorievorming en kritische herzieningen. Een praktisch onderscheid tussen de Japanse en de Chinese massagemethoden is dat het Japanse systeem geen apparatuur kent; alle massagetechnieken worden manueel verricht. In China worden veel massages ondersteund met diverse hulpmiddelen zoals warmtekompressen.

1.1   Drie hoofdstromingen

Met betrekking tot de praktische en theoretische kennis omtrent Shiatsu Kosmetiek wordt er gebruik gemaakt van drie hoofdstromingen. Elke stroming vertegenwoordigd een aantal belangrijke kenmerken van Shiatsu Kosmetiek. Ze staan niet op zichzelf doch vormen een synthese. Deze drie hoofdstromingen zijn:

1. China
   - acupressuur en tuina massage;
   - de gehele theoretische leerweg;
   - de traditionele Chinese geneeskunde in relatie met de drukpunten en meridianen, deze kennis is praktisch gelijk aan de kennis die nodig is bij acupunctuur.

2. Japan
   - anma en Shiatsu massage;
   - de gehele praktische leerweg;
   - alle manuele druk- en massagetechnieken;
   - Zen Shiatsu meridianen, meridiaanmassage en meridiaanstrekkingen;
   - attitude, energieprincipes en werkmethoden.

3. Westen
   - anatomische kennis;
   - werking van het endocriene stelsel;
   - werking van het autonome zenuwstelsel;
   - werking van vegetatieve systemen;
   - combinatie van aromatherapie en/of manuele lymfedrainage met Shiatsu Kosmetiek.

1.2   Essentie Shiatsu Kosmetiek

De Japanse filosofie omtrent het verkrijgen en behouden van een mooie, gezonde huid is dat er een evenwicht wordt gezocht tussen de overactieve en de onderactieve aspecten van het functioneren van de huid. Deze aspecten, die van nature aanwezig zijn, kunnen direct of indirect hersteld en in balans gebracht worden of zelfs preventief opgespoord worden, mits men Shiatsu Kosmetiek op een verantwoorde wijze toepast.

Shiatsu betekent binnen de context van de Shiatsu Kosmetiek methode het mooi voelen - het mooi zijn. Hierbij hebben we het over de schoonheid van binnenuit, de innerlijke verzorging. Als we 's ochtends wakker worden met onze ongekamde haren en ongewassen gezicht, zijn we toch een mooi en uniek mens. Want als we ons mooi voelen dan stralen we die energie ook uit. Mooi zijn en mooi voelen zijn twee verschillende dingen. Bij veel mensen is het uiterlijk belangrijker dan hoe men zich daarover zelf voelt. Voel je mooi en je zult er mooi uitzien. De hemel zij geprezen dat hoewel een aantrekkelijk uiterlijk de aandacht trekt, de werkelijke schoonheid van een persoon zich geleidelijk ontvouwt in zijn of haar innerlijk.

Veel van ons innerlijk naar buiten wordt zichtbaar op de huid. We laten het innerlijk spreken door het uiterlijk waarbij de nadruk ligt op de persoonlijkheid en hoe wij die aan de buitenwereld willen tonen in overeenstemming met het karakter.
Als u in de spiegel kijkt en u ziet en voelt een mooi gezicht, dan hebt u het kostbaarste in uw handen wat een mens kan krijgen, tevredenheid en gezondheid. Hierbij moeten we niet vergeten dat de beloning voor al uw inspanningen, geduld en uithoudingsvermogen, ook eigenschappen zijn die een mens mooi maken. Als u te laat begint met u te bekommeren om uw schoonheid, vraagt het meer inspanning haar weer terug te winnen. Niets houdt u jonger dan het gevoel mooi te zijn; dit gevoel is te vergelijken met een verjongend masker voor de ziel.

Schoonheid mag nooit kunstmatig overkomen en zou ook nooit tot ziekte mogen leiden, niet lichamelijk en niet psychisch. Zich mooi voelen omvat het hele lichaam, niet alleen het gezicht, het decolleté of de handen. Het is in feite niet van belang of degene die u een compliment maakt dit eerlijk meent of het slechts uit hoffelijkheid of vleierij doet. Belangrijk is dat u het voor uzelf aanneemt en dat niet omdat iemand het zegt, maar omdat u het zo voelt en ziet.

Kosmetiek betekent binnen de context van de Shiatsu Kosmetiek methode het mooier worden - het mooier eruit zien. We spreken dan over de schoonheid van buitenaf, de uiterlijke verzorging. Schoonheid is altijd verbonden met werk. Of u zich nu mooi maakt of uw schoonheid wilt behouden, u zult met uzelf en aan uzelf moeten werken. Alleen dit werk, deze aandacht die u hiermee aan uzelf en aan uw lichaam geeft, zal u mooier maken en uw schoonheid langer doen behouden. Op het moment dat we ons onder de mensen gaan begeven kunnen we onze natuurlijke accenten extra verfraaien, mooier maken. Ervan uitgaande dat huidproblemen de uiterlijke symptomen zijn van een disbalans aan innerlijke harmonie, moeten we het lichaam aan beide zijden prikkelen en verzorgen. Het is de combinatie tussen het mooi voelen en het mooier worden die de innerlijke uitstraling bepaalt.

1.3 Kenmerken cosmetische Shiatsu

Door de huid als centraal orgaan in het behandelplan te beschouwen ontstaat er een specialisatie die we als een cosmetische Shiatsu kunnen omschrijven. We behandelen en bekijken de huid vanuit de oosterse kennis van de Shiatsu therapie. Hierbij ontstaan de volgende massagedoelen:

✦ huidconditie verbeteren en versterken
✦ huidfuncties normaliseren, bijvoorbeeld een tekort aan vocht stimuleren of een teveel aan talg reduceren
✦ huidproblemen herkennen en de oorzaken behandelen mits er alleen sprake is van een verstoring in het functioneel aspect van de huid
✦ huidpathologie herkennen en de symptomen behandelen; hier ligt het accent meer op het voedende aspect van de huid.

Samengevat zou men kunnen zeggen een cosmetische Shiatsu is een specialisatie binnen de specialisatie van de therapeutische Zen Shiatsu. De huid als orgaan staat centraal waarbij de termen verzorgend, onderhoudend en preventief de hoofdrollen spelen.

Omdat het minder een therapeutische Shiatsu is maar meer een cosmetische specialisatie, is het belangrijk om de therapeutische terminologie om te zetten. Deze omzetting van medische vaktermen in cosmetische begripskennis is belangrijk om deze te herkennen binnen het beroepsveld van de huidverzorging. Als we het over de Nier en Blaasenergie hebben kunnen we dit vertalen in waterhuishouding of vochtbalans. Deze laatste term is binnen de huidverzorging algemeen bekend, hoewel het nog niets zegt over de huid. Pas als we hier aan toevoegen dat we het over droge huidtypen hebben die vochtarm kunnen zijn, oedeemvorming of huiduitslag ten gevolge van een vocht tekort, geeft dat duidelijkheid binnen het werkterrein van de huidverzorging.

Het is van groot belang nieuwe vaktermen te leren, deze eigen te maken en te vertalen naar je beroepsveld. Zo hebben alle orgaansystemen diverse functionele relaties binnen hun fysiologie met de huid. Deze specifieke huidrelaties omvatten tezamen met de Yin en Yangvisie de rode draad binnen de cosmetische Shiatsu Kosmetiek methode.
De functies en de relaties van de orgaansystemen met bepaalde huidfuncties zijn de fundamentele basisprincipes waarop Shiatsu Kosmetiek is gebaseerd.

Als we de levensenergie binnen de orgaansystemen willen beïnvloeden moeten we niet te snel onze aandacht richten op de einddoelen van de massage. We willen vaak snel dingen veranderen terwijl we de basis vergeten of nog niet beheersen. Een huid die al jaren problemen laat zien verander je niet in een paar behandelingen. De weg terug, de weg naar huidverbetering, verloopt altijd stapvoets.

Binnen de Shiatsu Kosmetiek methode is er een aantal fasen die in een vaste volgorde van behandelen in elkaar overgaan.
Tijdens de eerste fase, de aanraking, is de ontspanning en de emoties die daarbij los komen een belangrijk onderdeel, zeker in relatie tot huidproblemen. We kunnen het lichaam als totaal ontspannen of we kunnen de huid doelgericht ontspannen als deze lokaal rood en warm is.
Shiatsu kan de weerstand verbeteren en/of verhogen, hierbij doen we appèl op zowel de lichaamsconditie als huidconditie waarbij het afweersysteem het accent is.
Shiatsu kan het zelfgenezend vermogen van het lichaam en de huid verbeteren, hierbij ligt het accent op het herstelmechanisme van de huid. Het lichaam heeft een groot zelfgenezend vermogen als men het daartoe de kans geeft. Het is het vermogen of de neiging van een organisme of cel om een intern evenwicht te handhaven door fysiologische processen aan te passen.

Deze eerste massagedoelen verlopen bij een goede Shiatsu massage vanzelf, het is al aanwezig in de manier van aanraking.
Pas bij de tweede fase richten we onze aandacht daadwerkelijk op de klachten van de huid. We doen dat met de kennis van de eigenschappen van de drukpunten en de meridianen en de fysiologie van de orgaansystemen.
In deze fase is ook nog een bepaalde opbouw mogelijk.
We behandelen eerst zoveel mogelijk de gezondere delen van de huid in relatie tot de oorzaken en symptomen voordat we naar de probleemgebie-

den zelf gaan. We doen dit om balans te creëren ter compensatie van de huidproblemen, om nog meer spanning en/of gevoeligheid te voorkomen. In principe is het niet de bedoeling om nog meer spanning te creëren.

Shiatsu Kosmetiek is een massagemethode die rust uitstraalt en een diepe ontspanning creëert. Het is dus niet vreemd dat Shiatsu direct in relatie staat met het zenuwstelsel van de rust, de parasympathicus. Als we dit stelsel 'wakker' maken tijdens een Shiatsu massage dan kunnen er diverse reacties ontstaan. Deze reacties zijn onder andere:

✦ activering van de darm- en maagperistaltiek
✦ daling van de hartslag
✦ toename van de: • blaasfuncties
                    • doorbloeding van de huid en slijmvliezen
                    • speekselvorming
✦ verlaging van de stofwisseling met als gevolg daling van de lichaamstemperatuur
✦ vermindering prikkelbaarheid ademhalingscentra.

Het tempo, de cadans van de massage, ligt zeer laag. Tevens worden de meeste handelingen en drukpunten drie keer herhaald of zelfs soms extra lang vast gehouden. Er zijn drukpunten die soms minutenlang aandacht vragen voordat de levensecho in de vorm van de levensenergie gaat stromen. Het is dus beter minder te doen maar goed te doen, dan te veel willen doen.

Tot slot, omdat we niet op de kledij werken maar direct op de huid kunnen we de massage begeleiden met een etherische olie als tussenstof. Als we tijdens een Shiatsu massage aromatherapie toepassen dan ontstaat er een krachtig koppel. Het is de synergie tussen de werkzame stoffen van de oliën en de levensenergie van de mens die deze massage een extra dimensie geven.

Denk bijvoorbeeld aan een hormonale huidklacht waarbij we op de hormoondrukpunten een oliemengsel aanbrengen. Deze oliecombinatie kan dan tegelijkertijd met de massage op de hormoonhuishouding inwerken om de balans te herstellen. Geven we hierbij dan ook nog een advies voor voeding met hormoonachtige stoffen, dan hebben we een sterk concept in handen voor de holistische huidverzorging.

1.4 Aanraken en contact

De huid is ons grootste orgaan en dus ons meest omvangrijkste zintuig. De ontwikkeling van de tastzin is daarom van wezenlijk belang voor innerlijke groei en lekker in je vel zitten. Liefdevolle aanraking kan er voor zorgen dat de huid inderdaad lekker gaat zitten. Aanraken is fundamenteel voor de kwaliteit van het leven.

Het contact van huid op huid is het meest directe contact tussen twee mensen. Het is ook het meest intiem en daardoor het meest kwetsbaar. Lichamelijk contact behoort tot onze primaire levensbehoeften. Dat is al merkbaar bij baby's. Als die niet voldoende worden geknuffeld en liefdevol worden aangeraakt raken ze emotioneel ondervoed met alle gevolgen van dien.

Een goede aanraking is gericht op de ander vanuit jezelf. Men moet bereid zijn de ander echt te willen ontmoeten. Iets van de ander te weten komen of te ervaren en wat van jezelf laten voelen. De intensiviteit van aanraking is om de ander te ontmoeten, de aanraking van de mens in heel zijn wezen. Het gaat niet alleen om de aanraking met de hand, maar iedere persoon brengt zichzelf in als mens als geheel. Wanneer men betrokken en geïnteresseerd is in de persoon die we aanraken dan voelt het contact ook anders. Als we de ander aanraken omdat we willen voelen hoe het met hem of haar gaat, als we die ander willen ontmoeten dan raken we die ander in een diepere laag. We willen niet alleen de huid voelen maar vooral wat er onder die huid zit. We moeten niet op iemands huid zitten maar we moeten in iemands huid kruipen. Via aanraking van de huid kan men de gehele persoon voelen. Niet alleen het lichaam van de aangeraakte mens ontspant en wordt zachter, maar ook dat van jezelf. We raken de ander aan en tegelijkertijd laten we onszelf raken door wat we waarnemen.

Bij een mechanische aanraking, een technische massage zonder voldoende gevoelswaarde, voelen we ons extra moe. Ook de klant wordt niet echt beter. Het leidt tot toename van spierspanning en geestelijke spanning. Bij een goede aanraking ontspant het lichaam zich totaal, er ontstaan optimale mogelijkheden tot herstel.

De natuurlijke neiging van het lichaam tot herstel wordt daarmee aangesproken, het zelfgenezend vermogen. In goed contact is er sprake van wederkerigheid. Wanneer je jezelf aan de ander laat zien en voelen zal de ander zich voor dat contact openstellen en daarin zichzelf ervaren en zich vanuit dat gevoel openen voor de ander.

Het contact maken, een verbinding maken is niet voldoende. Twee stroom-draden tegen elkaar houden betekent ook nog geen contact. Dat komt pas tot stand als er een lading stroom doorheen wordt gevoerd. We hebben geen energetisch contact met mensen als er geen emotionele lading aan te pas komt. Echt goed contact betekent dat er energie gaat stromen. Als we dan loslaten, huidcontact verbreken tijdens een massage, dan voelt het als een stroomstoring. Er ontstaat een leeg en verlaten gevoel in de massage omdat de energiestroom even onderbroken is geweest.

1.5 Aanvoelen, invoelen en doorvoelen

Shiatsu is voelen, is gevoelige handen ontwikkelen. Shiatsu gaat over voelen en lijfelijk ervaren. Woorden kunnen nooit volledig weergeven wat men met voelen bedoelt. Voelen doe je, en Shiatsu is een kwestie van voelen en dus doen. Via woorden kan men niet leren hoe men moet voelen. Het om-schrijven van een gevoel kan soms net zo moeilijk zijn als het beschrijven van een kleur aan een blinde.
Shiatsu is een subtiele mengeling van intuïtieve intelligentie en een gespe-cialiseerde kennis. Het is het vermogen te luisteren naar wat men niet zegt en om te zien wat niet automatisch zichtbaar is. Het is het weten wanneer men afstand moet bewaren en aanvoelen wanneer men dichtbij kan komen.

Shiatsu is een reflectieve manier van het cultiveren en harmoniseren van lichaam en geest. Hoewel het geven en ontvangen van Shiatsu niet persé een spiritueel geloof vereist is empathie wel van cruciaal belang voor de kwaliteit van de ervaring. In principe kan iedereen Shiatsu leren doch als het op voelen aankomt wordt het een stuk moeilijker.
Shiatsu kan worden gegeven zonder dat men erin gelooft of men zich er aan overgeeft. Maar zonder de medewerking zal het waarschijnlijk niet zo'n bevrijdende ervaring zijn.

Als empathie in beide richtingen stroomt kan men het lichaam en de geest in harmonie brengen. Empathie is het vermogen iets voor elkaar te kunnen betekenen. Het is de begripsvolle interesse in die ander en de aandacht naar die ander. Het is een invoelend en holistisch begrip van de gezondheid en de vitale geest van de ander ten tijde van de behandeling. Het lichaam van de behandelaar vormt tijdens de behandeling één geheel met die van de ontvanger.

Het doorvoelen is het vermogen om je gevoel uit te breiden middels de indringende druk. Als we Shiatsu eigen kunnen maken dan worden onze handen een verlengstuk van ons gevoel. Hierdoor kunnen we gemakkelijker oneffenheden en blokkades niet alleen op maar ook door de huid heen voelen. Analoog hieraan is de schaatser die door zijn schaats heen de obstakels op het ijs kan voelen.

1.6   Algemene regels

Volledige aandacht en ontspanning met de juiste werkhouding zijn de belangrijkste regels tijdens een Shiatsu Kosmetiek massage.

✦ Zorg voor een ontspannen sfeer, de klant moet ontspannen zijn en het gevoel hebben dat men alle tijd heeft, dus straal rust uit en breng deze rust ook over. Mentaal en gevoelsmatig onbehagen kunnen onmiddellijk worden aangevoeld door huidcontact.
Er is nog een aantal factoren die in een massageruimte een ontspannen sfeer kan creëren; deze zijn:
✦ stilte en/of achtergrondmuziek tijdens de massage
✦ geuren verspreiden via een aromalampje
✦ gebruik van bepaalde kleuren en materiaalcombinaties
✦ de inrichting van de massageruimte.

✦ Houd tijdens de massage contact met de aarde door met beide voeten stevig op de grond te staan waarbij de vloer als geleider dienst doet.
✦ Houd zoveel mogelijk met beide handen huidcontact tijdens de massage.
✦ Werk zoveel mogelijk met open handen en gespreide vingers, dus geen vuisten of kromme vingers maken tijdens de massage. Deze regels dienen om de energiedoorstroming tussen beide handen niet te verstoren.
✦ De massagedruk wordt bepaald door je eigen ontspannen lichaamsgewicht, werk dus met ontspannen armen, polsen, ellebogen en schouders. Het lichaam moet soepel en in balans zijn waardoor we ons zwaartepunt in ons lichaam constant kunnen bewegen en verplaatsen tijdens de massage. Hierbij zijn de volgende aandachtspunten betrokken:
✦ het hoofd niet te veel voorover laten buigen
✦ niet met opgetrokken schouders masseren
✦ de armen niet te ver van de romp bewegen en nooit met gestrekte armen masseren
✦ niet met een overstrekte rug masseren, altijd met de massagebeweging mee bewegen
✦ de massagedruk niet afsluiten met een nadruk door je van het lichaam af te zetten.

+ De massage kan zowel staand als zittend uitgevoerd worden. Pas de werkhoudingen aan bij de massagemethoden, zorg dat je niet je eigen blokkades voelt terwijl je een ander masseert. Let op de hoogte van de werkbank.

+ Adem in de ademhaling van de klant. Het synchroniseren van de ademhaling gebeurt meestal onbewust. Als de aandacht en concentratie goed is, gaan we vanzelf in de ademhaling van de klant/ontvanger zitten.

+ Ga nooit overhaast te werk en herhaal de meeste massage handelingen. Een massage mag niet te kort en niet te lang duren; dit geeft het omgekeerde effect.

+ De massagevolgorde is belangrijk. We masseren altijd afvoerend vanuit het midden naar opzij en van boven naar beneden.

+ Zorg dat de nagels kort zijn anders kunnen we bepaalde technieken niet goed uitvoeren daar er veel met de vingertoppen gemasseerd wordt.

+ Draag als masseur geen sieraden, hiermee kun je de huid beschadigen. Om praktische redenen is het tevens belangrijk dat de klant sieraden afdoet omdat deze vaak een obstakel vormen tijdens de massage en ze kunnen de energiestroom beïnvloeden. Praktisch alle metalen en edelstenen hebben de eigenschap energie te geleiden, dit kan voor zowel de klant als de behandelaar een negatief effect hebben op de energiecirculatie.

+ Op het eind van de massage moet men de overtollige vrijgekomen energie van het lichaam van een klant afstrijken. Vervolgens slaan we onze handen af en spoelen daarna de armen, vanaf de ellebogen naar de handen, met water af. Dit laatste moeten we ook vooraf aan een massage doen. Als we deze regel niet goed in acht nemen kan het gebeuren dat we met de overtollige energie van onze klanten blijven zitten. We kunnen daardoor diverse klachten overnemen, hoofdpijnen zijn daar een klassiek voorbeeld van.

Drukken zonder druk

Als we het over massage hebben wordt er altijd geschreven en gesproken over hoe de druk moet voelen. Moet deze hard of stevig zijn of oppervlakkig en zacht. Hoe hard moet ik drukken, is bij Shiatsu Kosmetiek een overbodige vraag. Hoe ontspannen ben ik zelf, is de belangrijkste vraag. Deze ontspanning stelt de behandelaar in staat om de energie waar te nemen van de ontvanger zonder gestoord te worden door spierspanningen of gedachten.

Het is moeilijk je een vorm van drukken voor te stellen zonder druk, zeker bij een drukpuntmassage. We gebruiken ons ontspannen lichaamsgewicht om toch geen druk te moeten uitoefenen. We brengen dit natuurlijke gewicht over op onze handen. Met een eenvoudige test kunnen we ons dit eigen maken. Deze test is gebaseerd op de drempelwaarde van de huid. Deze drempelwaarde is de prikkel op de huid die we voelen als we twee punten aanraken terwijl we er maar één ervaren.

Test drempelwaarde

Onze test doen we op de bovenzijde van de onderarm.

✦ We drukken eerst met twee duimen direct naast elkaar willekeurig op twee punten op de arm met spierkracht, we duwen met druk. Gevolg; we voelen dit als één breed punt.

✦ We drukken vervolgens met twee duimen twee punten, nu met een ruimte van circa 5 centimeter uit elkaar, met spierkracht. Gevolg; we voelen dit als twee duidelijk verschillende punten.

✦ We drukken opnieuw, zoals beschreven in de vorige fase, maar nu zonder te duwen vanuit een ontspannen lichaamsgewicht. We leunen met druk. Gevolg; we voelen nu langzaam de twee afzonderlijke punten samensmelten als één gezamenlijk punt. We drukken door te bewegen zonder spierkracht.

De levensenergie gaat stromen want er zijn geen fysieke spanningen meer die als blokkades onze weg kunnen versperren, de weg tot een ontspannen en intensieve Shiatsu massage. Ontspanning wil niet zeggen dat we ons lichaam verslappen maar dat we werken zonder dat het enige inspanning vereist. We noemen dit de indringende of doordringende druk. Deze druk bepaalt de kwaliteit van de aanraking.

Niet duwen maar leunen

Als we tijdens de massage ons lichaam mee bewegen vanuit het zwaartepunt voelt het als een indringende druk. We leunen tijdens de massage op onze handen in plaats van te duwen met kracht. Als we druk geven voelen we een oppervlak dat weerstand biedt tegen de inspanning die we leveren. Bewust druk geven komt uit de spieren van de handen en de armen. Het contact blijft dan beperkt tot de fysieke aanraking van weefsels. Als Shiatsu in ontspannen toestand vanuit de onderbuik wordt gegeven dan wordt het oppervlak minder belangrijk en wordt de ontvanger een bron van steun voor de behandelaar. Leunen geeft een gevoel van steun en zekerheid.

Door te leunen dringt de behandelaar door in de bewuste ruimte van het lichaam van de ontvanger om een verbinding te maken en om te luisteren en te voelen. De behandelaar duwt niet op het oppervlak van de weefsels van het lichaam van de ontvanger maar dringt ontspannen door in de energie van de ontvanger. Het vergroten van de doordringende kracht geeft de behandelaar het gevoel dwars door het lichaam heen te snijden als een mes door de boter. Indringende druk leidt tot lichaamsbewustzijn, druk door te duwen niet.

Buiten blijven of binnen komen

Als de behandelaar met spierspanning werkt kan er nauwelijks een energiestroom worden waargenomen omdat de armen deze stroom blokkeren. Door spierspanning raken zowel de meridianen als de zenuwen bekneld. Daardoor worden er minder prikkels, minder signalen uitgezonden. Het zelfgenezend vermogen van het lichaam wordt uitgeschakeld. Door spierspanning blijven we aan de oppervlakte van het lichaam werken, we blijven buiten.

Hetzelfde doet zich voor als de ontvanger, de klant gespannen is. We kunnen dan niet binnen komen omdat men zich afsluit voor een diepere massage. Spierkracht is moeilijk te doseren, geestelijke kracht is je eigen lichaamsdruk. Als we deze druk beheersen en de ontvanger krijgt nare reacties dan zitten deze reacties meestal bij de klant en niet bij de foutieve druk van de behandelaar omdat leunen een natuurlijke manier van aanraken is.

Dit geeft niet alleen informatie over de energiehuishouding van de ontvanger maar ook over de juiste beweging, werkhouding en massagetechnieken van de behandelaar. De massage heeft niets van doen met kracht of inspanning. Er ontstaat een uitwisseling van energie waardoor er een interactie plaatsvindt tussen behandelaar en ontvanger. Deze werkhouding moet iedere keer weer opnieuw perfect zijn. De volledige aandacht moet bij de huidige actie zijn, niet bij de vorige of de volgende. Niet een onvolkomenheid jammer vinden of een volgende perfectie wensen, alleen het nu telt.

Het doen is belangrijker dan het doel

Concentreer op het nu, op het proces en niet op het product. Het is belangrijk een doel voor ogen te hebben maar als we ons alleen op het doel richten kan het ons ervan weerhouden efficiënt aan de voorliggende taak te werken. Als men de juiste aandacht besteedt aan het werk dat nu gedaan moet worden zullen we vanzelf het doel bereiken. Als men masseert met een volledige aandacht op wat men doet dan wordt je geestesgesteldheid die activiteit zelf. Met andere woorden, men gaat helemaal op in de massage. Als deze massage intensiteit goed is dan bereiken we ons doel vanzelf.

Het is fijn om een doel te hebben maar uiteindelijk is het de reis die telt. Het gaat dus niet om het doel maar het onderweg zijn, het in beweging zijn, dat er verandering is. Het proces van een Shiatsu Kosmetiek behandeling is dus even belangrijk, zo niet belangrijker dan het resultaat voor de klant. Ze kunnen zelfs niet zonder elkaar. Want alleen door het proces te respecteren, door middel van toewijding aan zowel het spirituele als het helende doel, ontwikkelt men empathie.

1.7   Contra indicaties

Er zijn twee belangrijke vormen van contra indicaties namelijk: abolute contra indicaties en relatieve contra indicaties.
Abolute contra indicaties wil eigenlijk zeggen dat we absoluut geen Shiatsu toepassen op een defecte huid. Dan hebben we het voornamelijk over een contra indicatie van plaats. Dat betekent dat we niet lokaal deze huid mogen masseren maar wel op distale plaatsen waar de huid niet is aangedaan.

Absolute contra indicaties zijn onder andere:
+ brandwonden en open wondjes
+ huidinfecties, virale en bacteriële huidziekten
+ zweren of andere ernstige vormen van huiduitslag
+ ernstige organische of besmettelijke ziekten
+ nog niet volledig herstelde botbreuken en littekens na een trauma
+ tijdens zwangerschappen is het gewenst om op bepaalde drukpunten en/of delen van het lichaam niet te masseren in verband met onnodige risico's voor de ongeboren vrucht, met name als er al complicaties zijn. Voorbeelden zijn: de buikmassage en diverse drukpunten op de onderbenen, de voeten en op beide schouders zoals het drukpunt Galblaas 21.

Relatieve contra indicaties zijn onder andere:
+ mensen die op advies van de huisarts hormoonzalven gebruiken of andere uitwendige producten die de huid kunnen beïnvloeden
+ bij inwendig gebruik van hormoonpreparaten of andere vormen van medicijngebruik.
Shiatsu stimuleert alle lichaamsprocessen van binnenuit als dat van buitenaf toegebracht wordt, inwendig of uitwendig. Dan zal het lichaam de massage minder duidelijk oppakken omdat het van buitenaf al geregeld wordt.

2.

De principes
van Yin & Yang

2.1   Holisme

Vroeger had het Aziatisch en Europees denken over natuur en gezondheid veel overeenkomsten. De Grieken en de Romeinen analyseerden de natuur en haar verschijnselen vanuit een energetisch standpunt. Volgens de Chinese geneeskunde is gezondheid een product van onze overgeërfde constitutie en onze interactie met de omgeving. Hoe meer we in harmonie met de patronen van veranderingen kunnen leven in de ons omringende wereld, des te gezonder zullen we zijn.

Holisme is een term die wereldwijd door miljoenen mensen wordt gebruikt. Het woord holisme is afkomstig van het Engelse woord 'whole', het geheel. Een holistische kijk betekent dat men alle aspecten tezelfdertijd beschouwt. Dit betekent dat fysieke, emotionele en spirituele dimensies net zo belangrijk zijn. Elke disbalans daarvan kan tot problemen leiden. De holistische visie houdt rekening met lichaam en geest, voeding en beweging, leefwijze en relaties, werk en vrije tijd, prestaties en problemen. Niets staat op zichzelf, alles staat met elkaar in verbinding.

Er komt een huidprobleem binnen, of er komt een mens met een huidprobleem binnen. In deze zin schuilt een groot verschil in het behandelen en kijken naar klachten. De totale levensstijl van de mens kan van invloed zijn op het klachtenpatroon. Als een huid problemen laat zien dan zijn er meestal ook andere lichamelijke klachten of signalen. Al deze klachten hebben vaak een gemeenschappelijke oorzaak die moeilijk te achterhalen is omdat het een combinatie van feiten is.

In het westen worden de symptomen vaak gezien als de precieze oorzaak van een bepaalde aandoening. Men ziet alles als een afzonderlijk verschijnsel. We noemen dit een atomistisch model, elk deeltje staat op zichzelf. Het is een verschijnsel dat geen verbanden legt met andere verschijnselen.

In het oosten daarentegen worden de symptomen niet herleid tot hun oorzaak maar als deel van het geheel beschouwd. De nadruk ligt op het emotionele en fysieke ongemak en men probeert dit te verlichten door de energie en kracht die van nature aanwezig is, in het lichaam te herstellen. Oorzaken worden weggenomen waardoor de symptomen vanzelf verdwijnen.

Terwijl het Europese denken van richting veranderde bleef de Aziatische geneeskunde de energetische zienswijze volgen. Het oosten heeft dus meer de energie als uitgangspunt. Om de kwaliteit daarvan aan te geven gebruikt men de parameters Yin en Yang. Hoewel hier ook analyse bij te pas komt, is het uitgangspunt toch anders.

Een behandeling geschiedt vanuit het oogpunt dat het menselijk lichaam één geheel is en dat alle verschijnselen in een bepaalde relatie staan met elkaar. Elk deeltje kan pas begrepen worden als het in samenhang met het geheel wordt gezien. Elk detail van een huidprobleem kan van belang zijn. Het allerkleinste detail kan zelfs de oorsprong van bepaalde hoofdtekens achterhalen en in de kleinste handeling kan de grootste betekenis schuilen.

De beste manier is om de westerse en oosterse kennis samen te bundelen om deze te gebruiken in dienst van onze medemensen. De één zal beter reageren op een meer westerse aanpak, de ander meer op een oosterse. Het moet als een aanvulling worden gezien om beide zienswijzen zo te combineren dat we goede resultaten kunnen behalen. De combinatie van beide zienswijzen heeft alleen succes als de beoefenaar en zijn klanten er beiden voor open staan, er duidelijk over gesproken wordt en als er juiste keuzes gemaakt en afgewogen worden. De kracht van elke Shiatsu massage zit hem in de individuele benadering en de specifieke behandelaccenten.

2.2   Inleiding tot Yin & Yang

Volgens de oosterse zienswijze zijn Yin & Yang de belangrijkste componenten van hun traditionele levensvisie. Ze vormen twee uitersten of liever gezegd twee tegengestelde waarden die gelijkwaardig zijn. De één kan niet bestaan zonder de ander. Gebeurt er iets met het ene dan gebeurt er ook iets met het andere.

Het zijn kwalificerende termen die allebei dienen als omschrijving voor een activiteit van verschillende en complementaire aard. Het gaat niet alleen om de kwantiteit van deze fenomenen maar meer om de kwaliteit. De kwaliteit van de inhoud van een half leeg glas of half vol glas is belangrijker dan de kwantiteit.

Yin wordt in verband gebracht met de oorzaken en Yang met het gevolg, de symptomen. Yin staat altijd voor Yang want Yin leidt en Yang volgt. Yin is binnen deze context superieur aan Yang.

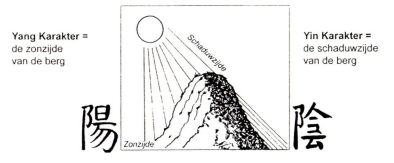

Yang Karakter =
de zonzijde
van de berg

Yin Karakter =
de schaduwzijde
van de berg

Afbeelding 1. Vertaling van Yin en Yang.

Yin wordt gezien als de samentrekkende kracht waarbij alles overheersend weinig/tekort aanwezig is. Yang wordt gezien als de naar uitzetting neigende kracht waarbij alles overheersend meer/te veel aanwezig is. Yin is de negatieve energie en Yang is de positieve energie, ze houden elkaar in evenwicht. Het bestaan van een constante beweging en verandering van deze krachten met als doel het evenwicht te bewaren, noemen we het dualisme. Het woord dualisme betekent; leer dat er twee beginselen zijn, tweeslachtigheid. De polariteit tussen beide is belangrijk. Het zijn twee 'druppels' die constant in beweging zijn en aan verandering onderhevig. De S-vormige grens ertussen geeft aan dat hun grens nooit vaststaat. Zodra de voortdurende groei en afname van de polaire energie leiden tot een kritische verstoring van het evenwicht, verandert die spontaan in haar eigen tegenovergestelde. Als water, is Yin, hitte in zich opneemt, hitte is Yang, dan verandert het in waterdamp en stijgt het op en wordt het Yang.

2.3   De vijf wetmatigheden

De eerste wet
Alle dingen hebben een aspect van Yin en Yang.
De mens leeft tussen hemel en aarde. Boven zijn hoofd de zon onder zich de aarde. Bij zonsopgang wordt de lucht helder, bij zonsondergang wordt ze donker. Zon en aarde, licht en donker vormen tegengestelden. Wat de nacht is voor de dag, de zomer voor de winter, koude voor de hitte, dat is

Yin voor Yang. Hoewel het tegengestelde eigenschappen zijn beschrijven ze aspecten die betrekking hebben op hetzelfde verschijnsel. We kunnen slechts beschrijven wat zwaar is in relatie tot wat licht is, toch hebben beide hetzelfde aspect van massa.

's Nachts tijdens het slapen bouwen we of laden we de Yinenergie op. Overdag, als we bewegen en werken verbruiken we de Yangenergie. Als we slecht geslapen hebben zijn we overdag vaak moe en lusteloos omdat door een tekort aan Yinenergie ook een tekort aan Yangenergie is ontstaan. Iemand valt in slaap als Yang overgaat in Yin. Bij slapeloosheid kan de Yang niet overgaan in de Yin.

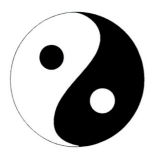

Afbeelding 2. Yin en Yang symbool.
Yang = hemel - dag - licht - buiten - beweging
Yin = aarde - nacht - donker - binnen - rust

Wanneer het Yin het diepste punt heeft bereikt verandert het en daaruit wordt de Yangkracht geboren. Wanneer het Yang het hoogste punt en de grootste uitzetting heeft bereikt komt daaruit de Yinkracht voort.

In het lichaam wordt de onderzijde en de voorzijde beschouwd als Yin en de achterzijde en de bovenzijde als Yang. Het hart heeft een Yangfunctie, de pomp, en een Yinfunctie, het slaat bloed op. De longen hebben een Yangfunctie, de inademing, de borstkas uitzetten en de longen vullen met zuurstof, en een Yinfunctie, de uitademing, de borstkas wordt samengetrokken om de longen te legen.

De tweede wet - Een aspect van Yin en Yang kan worden onderverdeeld in Yin en Yang.
Yin en Yang zijn wederzijds afhankelijk van elkaar, ze werken voortdurend op elkaar in en zijn soms zelfs onderling verwisselbaar. Ondanks hun tegengesteldheid, draagt elk het embryonale zaad van de ander in zich. De lichte stip in het Yin staat voor de Yangkiem die in het Yin tot ontwikkeling kan komen. De zwarte stip in het Yang is de Yinkiem. Iedere helft herbergt het wezen van de ander zonder van geslacht te veranderen. De man is in Yang

gegrond met Yinaspecten, de vrouw is in Yin gegrond met Yangaspecten. Yang heeft meer mannelijke eigenschappen in zich en Yin meer vrouwelijke.

Elke Yin en Yang categorie kan weer onderscheiden worden in een andere Yin en Yang categorie. De nacht is Yin en de dag is Yang. Maar wat is de avondschemering en de dageraad in relatie tot middernacht en het midden van de dag. De avondschemering wordt meer Yin, het wordt donkerder en minder Yang. De dageraad wordt meer Yang, het wordt lichter en minder Yin.

De achterzijde en de bovenzijde van het lichaam is Yang en de onderzijde en de voorzijde is Yin maar zij kunnen nog verder onderverdeeld worden. Ons achterhoofd is minder Yang dan onze hoofdhuid omdat deze laatste dichter bij de zon is. Onze voetzolen zijn meer Yin dan onze buik omdat de voeten dichter op de aarde staan.

De opperhuid, onze buitenste grens is Yang. Dit betekent dat onze lederhuid ten opzichte van de opperhuid meer Yin is omdat deze huidlaag dieper ligt.

De derde wet - Yin en Yang scheppen elkaar.
Hoewel we Yin en Yang kunnen onderscheiden door hun tegenstellingen, we kunnen ze niet scheiden. Ze zijn wederzijds afhankelijk van elkaar. De tegengestelde aspecten bepalen elkaar. Hoe kunnen we anders koude ervaren als we niet eens weten wat warmte is. Yin kan alleen Yin zijn doordat er Yang is.

De vierde wet - Yin en Yang beheersen elkaar.
Als er een overdaad aan Yin is, zal er te weinig Yang zijn, en omgekeerd. Als de kwaliteit van één van beide te groot wordt, zal dit leiden tot de afname van de ander. Zo zal elke kwaliteit vanzelf uitdijen of inkrimpen, toe of afnemen in relatie tot de invloed die de ander uitoefent.
Een tekort aan vocht is Yin in het lichaam, kan leiden tot een ophoping aan vocht, oedeem is Yang. Een tekort aan hormonen is Yin, kan leiden tot nachtzweten en opvliegers, dit zijn Yangsymptomen.

De vijfde wet - Yin en Yang gaan in elkaar over.
Daar het verschijnsel ziekte in de Chinese geneeskunde gezien wordt als een disbalans tussen Yin en Yang, dienen alle behandelingen gericht te zijn op het herstel van die relatieve balans.
De transformatie tussen Yin en Yang betekent, dat in bepaalde omstandigheden en in bepaalde stadia van ontwikkeling, elk van de twee aspecten binnen een geheel, zich in zijn tegengestelde kan omzetten. Wanneer een bepaalde grens is bereikt dan is de verandering in het tegengestelde onvermijdelijk.

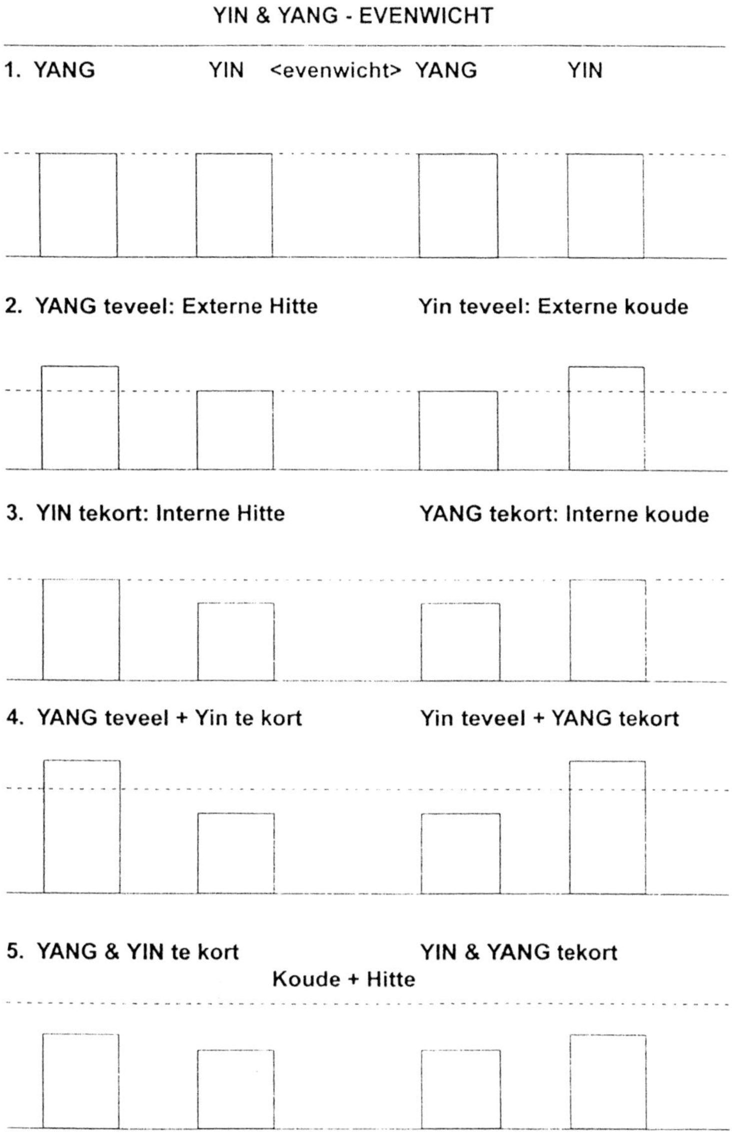

YIN & YANG - EVENWICHT

1. YANG   YIN   <evenwicht> YANG   YIN

2. YANG teveel: Externe Hitte   Yin teveel: Externe koude

3. YIN tekort: Interne Hitte   YANG tekort: Interne koude

4. YANG teveel + Yin te kort   Yin teveel + YANG tekort

5. YANG & YIN te kort   YIN & YANG tekort
Koude + Hitte

Afbeelding 3. Yin en Yang vormen van disbalans.

De transformatie van Yin en Yang is de universele wet die de ontwikkeling en veranderingen van dingen bepaald. De vier seizoenen zijn hiervan een voorbeeld. Lente met zijn warmte begint wanneer de koude op zijn hoogtepunt is. De koele herfst komt wanneer de zomerhitte zijn piek bereikt.

Yin en Yang transformeren elkaar ten goede en ten kwade. Als iemand een koude oploopt en ziek wordt is koorts vaak het gevolg. Koude is het Yinaspect wat overgaat in hitte of koorts, het Yangaspect. Deze hitte of koorts kan omslaan in koude rillingen en opnieuw transformeren. De koorts zal ophouden en de temperatuur zal weer terugkeren naar normaal. De transformatie van Yang tot Yin is een feit. In afbeelding 3 zien we dat elke harmonie herleid kan worden tot een relatief gebrek aan evenwicht tussen Yin en Yang.

2.4   Yin en Yang in de praktijk

De huidanalyse
Het evenwicht tussen Yin en Yang in de huid bestaat uit de elkaar aanvullende werking van twee tegengestelde krachten.

De Yinkracht is:
+ de relatieve leegte, ontvankelijkheid en daarmee gebrek aan eigen kracht
+ koelte, met het onvermogen zich te verwarmen en in actie te komen
+ slapte en moeite met het verzamelen van energie.

De Yangkracht is:
+ de volte en de concentratie die daar het gevolg van is
+ initiatiefrijk, een teken van een grote spanning
+ hitte, met het onvermogen zich te koelen en tot rust te komen
+ stijfheid en moeite hebben de energie los te laten.

Op een Yin huidtype, waarbij bleekheid, koude, rimpels en droogte overheersen moeten we met een stimulerende Yangtechniek het massageaccent bepalen. De actieve massagehand speelt hierbij de hoofdrol. Op een Yang huidtype, waarbij acne, roodheid, warmte en spanning overheersen moeten we met een kalmerende Yintechniek het massageaccent bepalen. De passieve of ondersteunende hand tijdens de massage speelt hierbij de hoofdrol. Deze hand wordt ook wel de luisterhand genoemd.

De verscheidenheid tussen Yin en Yang uit zich vaak als een verschil van spanning in de huid. Dit kan men goed voelen en zien als we een duimdruk toepassen op de huid. De ene duim zal dieper in de huid liggen, is Yin, dan de ander die meer weerstand ondervindt, is Yang. Die weerstand is niet alleen de turgor van de huid, de normale osmotische weefseldruk, maar dit is vooral de energetische weefselspanning. Daar waar de duim dieper de huid indrukt zullen zich eerder rimpels gaan vormen dan aan de andere zijde. Dus een asymmetrisch gezicht vertelt ons veel over de spanningsverschillen van de huid en de onderlinge verhoudingen van de gezichtsdelen.

De linkerzijde en de rechterzijde

Bij een mens kunnen we eenvoudig vaststellen wat zijn dominante sterke Yangzijde of zijn zwakkere Yinzijde is. Vraag of iemand op de zij wil gaan liggen. De meeste mensen zullen op hun sterke zijde gaan liggen waardoor de zwakkere kant automatisch boven komt. Deze Yinzijde is de kant van de oorzaken waar de meeste aandacht moet liggen voor de behandeling. De klant verraad zo non verbaal zijn zwakkere Yinzijde van het lichaam.

Yang staat voor de linkerzijde van het lichaam omdat we overdag links wat warmer zijn als we de Yangenergie verbruiken. Yin staat voor de rechterzijde van het lichaam omdat we 's nachts rechts wat warmer zijn als we de Yinenergie opbouwen.

Behandelkeuze en werkvolgorde

Yin zijn de dieperliggende oorzaken, het innerlijk van ons lichaam. Yang zijn de aan de oppervlakte liggende symptomen, het uiterlijk. Yin is soms moeilijk te voelen en te zien op de huid terwijl Yang zich meestal aan de buitenzijde manifesteert.
Mensen laten aan de ene zijde van hun gezicht een ander aspect van zichzelf naar voren komen dan aan de andere zijde.
De zijde van het gezicht die de meeste roodheid en spanning vertoont noemen we de Yangzijde. Deze zijde moet als laatste behandeld worden. Eerst behandelen we de andere [Yin]zijde van het gezicht om de balans te herstellen. Het Yang gedeelte zal dan vanzelf een stuk rustiger worden.
Bij de behandelkeuze en werkvolgorde gaat het erom dat onze aandacht ten eerste uitgaat naar die delen van het gezicht waar de minste klachten zijn. Daarna gaan we pas naar die zijde waar de problemen zichtbaar aanwezig zijn.

Homeostase

Een onderactiviteit van de schildklier heeft een directe relatie met een overheersend tekort aan Yinenergie.
Bij een hypofunctie van de schildklier zien we allerlei tekorten ontstaan in het lichaam. We kunnen droge, geïrriteerde ogen krijgen en haarverlies. Dit haarverlies zien we vooral bij de uiteinden van de wenkbrauwen.

Een overactieve functie van de schildklier heeft een directe relatie met een overheersend teveel aan Yangenergie.

Bij een hyperfunctie van de schildklier zien we allerlei Yangaspecten in het lichaam zoals de uitzettende kracht van de uitpuilende oogbollen en overbeharing.

Als de schildklier weer normaal zou kunnen gaan functioneren en in balans komt, dan spreken we van homeostase.

Homeostase is een westers begrip met dezelfde betekenis als het Yin en Yangsymbool namelijk: evenwichtshandhaving.

Functioneel en voedend aspect van de huid

Als we in de zon zitten wordt de huid rood en warm door de hitte van de zon. De huid is op dat moment overwegend Yang van aard. De huidporiën openen zich en we gaan transpireren. Het kunnen zweten is een functioneel beschermend Yangaspect van de huid om de warmte te reguleren. De huid wordt vochtig door het zweet. Het transpiratievocht is een voedend aspect van de huid omdat alle substanties als Yin worden gezien.

De huid wordt koeler en meer Yin van aard. Op een gegeven moment nadat we de schaduw hebben opgezocht, gaan we ons rillerig voelen. We doen dit om warmte te produceren. De omzetting naar meer Yang wordt een feit.

In alle dingen en handelingen schuilt het overheersende principe van Yin en Yang. Hier volgen nog enkele voorbeelden uit de praktijk:

+ Bij een huid met acne sicca, waarbij we een vettige smeervloed van talg zien in combinatie met droge schilfers, moeten we met verschillende accenten deze twee processen beïnvloeden.
+ Het teveel aan talg moet gekalmeerd worden met een Yintechniek terwijl het tekort aan vocht geactiveerd moet worden met een Yangtechniek.
+ Een uitgehard gezichtsmasker en een onvolledige huidanalyse zijn een overheersend Yinaspect, de vraag is waarom Yin.
+ Een pas opgebracht masker zit vol met werkstoffen en is dus Yang van aard. Is het masker opgedroogd dan ontstaat er een tekort aan werkstoffen, een Yinaspect.
+ Bij een onvolledige huiddiagnose is er een tekort aan informatie, een Yinaspect. Maken we de diagnose compleet door meer informatie te verzamelen, dan spreken we van een volledige huiddiagnose, een Yangaspect.

Yin of Yangtype - schoenzool slijtage

De lichaamshouding en de manier van lopen zegt iets over hoe mensen in het leven staan. We kunnen dit vooral aflezen aan de wijze hoe onze schoenzolen slijten. Normaal slijt de schoenzool regelmatig, aan de binnenzijde en bij de grote teen meestal iets meer. Om te spreken in deze context van een Yintype of Yangtype is het hier bepalend wat zwakker is, de Yin of de Yangenergie. Ben je een Yintype dan is de Yangenergie te zwak.

Is meer de voorzijde van de schoenzool versleten dan zien we iemand die veel naar voren loopt en die meestal gehaast is. Dit is een gedreven persoon, een echte workaholic, een Yangtype. Omdat bij deze mensen de Yinenergie aan de voorzijde van het lichaam zwakker is neigen deze mensen te hippen of op hun tenen te lopen. Ze lopen letterlijk en figuurlijk op hun tenen en zijn wat neurotisch van aard. Hun loophouding is hemels gericht, naar de Yangenergie toe.

Zijn de hakken meer versleten dan zien we iemand die naar achteren loopt. Dit zijn veelal tragere mensen die op zoek zijn naar zekerheden in het leven. Ze lopen naar achteren omdat ze geaard zijn, dus Yin gericht. De Yangenergie aan de achterzijde van het lichaam is zwakker.

Ligt het lichaamsgewicht op de buitenkant van de voeten dan zien we dat de buitenzijde van de schoenzolen meer aan slijtage onderhevig zijn. De Yangenergie loopt aan de buitenzijde van het lichaam en is zwakker waardoor o-benen kunnen ontstaan. Deze mensen worden als een Yintype gezien.

Is daarentegen het lichaamsgewicht op de binnenkant van de voeten verdeeld dan zien we aan de binnenzijde van de schoenzolen slijtage. De Yinenergie loopt aan de binnenzijde van de benen en het lichaam en is zwakker waardoor x-benen kunnen ontstaan. Deze mensen worden als een Yangtype gezien. Zie afbeelding 4 ter verduidelijking van dit principe.

Yintype of Yangtype
Schoenzool-slijtage in relatie tot Yin of Yangtype

* Normale slijtage   = regelmatig/grote teen en binnenzijde iets meer
* Bij Yangtype   = meer voorzijde schoenzool versleten
                         = loopt naar voren - Yinenergie is te zwak
* Bij Yangtype   = meer binnenzijde schoenzool versleten
                         = loopt met X-benen - Yinenergie is te zwak
* Bij Yintype   = meer achterzijde schoenzool versleten
                         = loopt naar achteren - Yangenergie is te zwak
* Bij Yintype   = meer buitenzijde schoenzool versleten
                         = loopt met O-benen - Yangenergie is te zwak

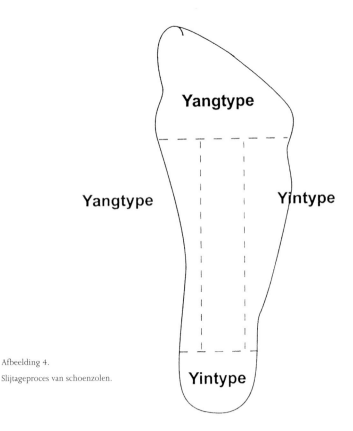

Yangtype

Yangtype   **Yintype**

Yintype

Afbeelding 4.

Slijtageproces van schoenzolen.

3

De energetische bloedcirculatie

3.1 De energiehuishouding

Energie is alles en overal aanwezig, het is het totaal van wat zich voordoet, maar toch is energie in ieder afzonderlijk fenomeen teug te vinden. Uitspraken als 'ik voel me moe en lusteloos' of 'ik voel me energiek', hebben te maken met de energiehuishouding in ons lichaam. Tijdens massages kunnen er reacties ontstaan die vertaald kunnen worden als een voelbare stroming van energie. Er worden vaak tintelingen of trillingen waargenomen op die plaatsen waar de energieverstoring aanwezig is.

In de huid is het een drukte van belang. Het bloed voert voedingsstoffen aan en afvalstoffen af, enzymen zetten stoffen om in andere stoffen, de huidcellen nemen energie op, produceren en verbruiken energie. Zonder energie kunnen de cellen zich niet meer delen en kan de huid zich niet meer vernieuwen. Wanneer deze processen minder goed verlopen kan men de huidconditie op energetisch niveau beïnvloeden.

In het oude China groeide door deze gang van zaken de overtuiging dat er in het menselijk lichaam een energiestelsel moest bestaan. Dat energiesysteem is opgebouwd uit afzonderlijke energiebanen, de meridianen, die als geleiders van energie functioneren. De levensenergie circuleert in deze banen doch ook in onze bloedcirculatie en andere circulatiesystemen in het lichaam.

De zon is energie voor al het leven op aarde, zonder energie komt niets tot stand. Zonder energie groeien er geen planten, ontstaat er geen nieuw leven en zou de scheppende kracht van de natuur stilvallen en ophouden te bestaan. In ons leven is het precies zo. Als wij niet over voldoende gezonde energie beschikken zijn wij niet in staat onze dagelijkse taken te vervullen en behalen wij niet de doelen die wij ons hebben gesteld. Energie is dus van levensbelang om goed te kunnen functioneren.

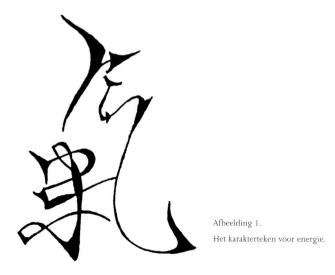

Afbeelding 1.

Het karakterteken voor energie.

Energie is beweging en verandering tegelijk. Wanneer je energie verplaatst creëer je een effect. Indien je voldoende energie verplaatst schep je materie. Als energie zich verzamelt krijgt materie vorm, als energie zich verspreidt valt materie uit elkaar. Materie kunnen we omschrijven als een gecondenseerde energie. Energie is de kracht en begeleider van elke beweging en het evenwicht in het lichaam. Binnen de Chinese geneeskunde houdt men zich vooral bezig met de functionele benadering van energie. De verschillende vormen van energie worden bepaald door de functie van dat moment. Ze zijn verdeeld in een aantal menselijke energievelden, die niet duidelijk van elkaar gescheiden zijn. Het ene energieveld beïnvloedt het andere en geeft wederzijdse impulsen.

De menselijke energievelden of vormen zijn:
✦ Kosmische en/of universele energie
✦ Aura of energiepels
✦ Afweerenergie of Wei-energie
✦ Biologische energie.

Kosmische – universele energie

In het kosmische en/of universele energieveld hebben de emoties en de gedachten de overhand. Denkprocessen nemen gevoelsstromen aan, ze krijgen hier een subtiele emotionele lading. Zij geven het stoffelijke lichaam vorm. Ze moeten in alle genezende relaties meegenomen worden. Het zijn geen mystieke plaatsen buiten onszelf maar symboliseren een voortdurend innerlijk proces van emotie, gedachte en vorm. Geen enkele hersenchirurg is ooit een gedachte tegengekomen en toch is deze er. Ze zijn onzichtbaar doch als er een hersenletsel is dan is het vermogen om te denken meestal verstoord.

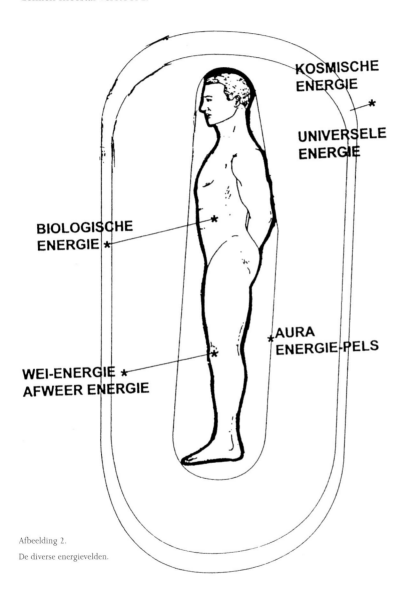

Afbeelding 2.

De diverse energievelden.

De aura

Rondom het lichaam straalt een energie die met alle delen van het lichaam in contact staat en een soort energiepels vormt, deze pels noemen we de aura. Wanneer onze organen niet harmonisch functioneren weerspiegelt deze pels de toestand van het lichaam. Hij is dan in de war en geeft een indruk van ongekamde haren. Massages kunnen die energiepels weer op orde brengen door ze als het ware te kammen. We brengen de energiestromen aan de oppervlakte van het lichaam weer met elkaar in overeenstemming.

Afweer of beschermende energie – Wei-energie

De huid is het ontmoetingsveld van of tussen twee werelden, tussen de kosmische en de biologische energie. De extern gelegen meridianen zijn een soort landingsbanen waar de kosmische energie de interne of biologische energie ontmoet.

De buitenste energielaag van de mens is de afweer, beschermende of defensieve energielaag. Deze laag bevindt zich overdag direct onder de huid, tussen de huid en de spieren, en wordt de Wei-energie genoemd. Ze is onderdeel van de biologische energie.

De Wei-energie beschermt het lichaam tegen pathogene invloeden van buitenaf en bestrijdt deze als ze er in slagen het lichaam binnen te dringen. Deze functie is te vergelijken met wat we in het westen het afweer of immuunsysteem noemen. Omdat deze energievorm overdag over de oppervlakkige huidlagen loopt kunnen we een vergelijking maken met de beschermingsmantel van de huid, de pH.

We zouden de Wei-energie kunnen beschrijven als de bodyguard van ons lichaam zoals men de pH soms het kerkhof van de bacteriën noemt.

De huidporiën openen en sluiten zich onder invloed van de Wei-energie. De Wei-energie is altijd voorradig, ze is beweeglijk, krachtig en weerbaar. Een van de belangrijkste functies is om de huid elastisch en vochtig te houden en de spieren krachtig te maken. De Longen reguleren en controleren de Wei-energie. Deze energie stroomt niet in de meridianen maar ze loopt er evenwijdig aan.

Midden op de dag bevindt zich deze energie aan de oppervlakte van het lichaam om vervolgens 's nachts af te dalen in de dieper gelegen delen. Als de Wei-energie overdag verstoord is kunnen we niet meer goed zweten. Als ze 's nachts aan de oppervlakte komt ontstaat er nachtzweet. Zweet wordt dan ook vaak gezien als een vloeibare vorm van Wei-energie en de poriën worden soms energiedeurtjes genoemd.

Biologische energie

Hoe de biologische energie functioneert in het lichaam zien we duidelijk terug in de verbrandingsprocessen van het lichaam.

Het lichaam heeft brandstof nodig voor al zijn activiteiten. Uit verbranding van voeding ontstaat er energie in elke cel. Deze energie in de cel is nodig voor de vele chemische reacties om alle opbouw en afbraakprocessen goed te laten verlopen. De cel heeft een energiebron nodig voor alle belangrijke stofwisselingsprocessen die er in afspelen. Er moet dus een systeem zijn waardoor de energie in een bepaalde vorm door de wand of het membraan van de cel kan worden getransporteerd.

3.2   Hara, de biologische energiebron

De Japanse term voor energie is Ki. De Chinezen gebruiken de term Chi of Qi, wat letterlijk levenskracht betekent. De bron van die levenskracht ligt circa vier vingers onder de navel in onze onderbuik. Het is een biologische energiebron voor intermenselijke contacten, ze wordt in Japan de Hara genoemd. Deze Hara is het levenscentrum van de mens. Vanuit deze bron wordt de werkhouding, van waaruit de energiestroming gestuurd wordt, bepaald. Elke Shiatsu massage wordt geïnitieerd vanuit de Hara. Met andere woorden: Shiatsu vindt zijn oorsprong in de Hara, we masseren vanuit onze onderbuik.

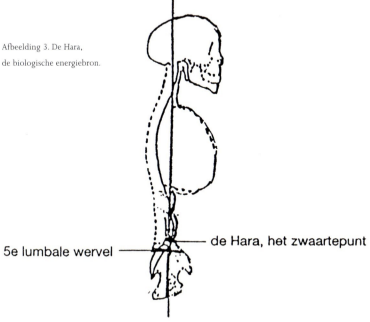

Afbeelding 3. De Hara,
de biologische energiebron.

5e lumbale wervel — de Hara, het zwaartepunt

Hara, de energiebron van de mens

De Hara wordt gezien als het zwaartepunt in ons lichaam, het juiste midden. Om zoveel mogelijk energie te mobiliseren moet het zwaartepunt van het lichaam in het midden zitten. Bij veel mensen zit dat hoger.

Een massage vanuit het hoofd gegeven volgt braaf het theorieboekje, deze wordt niet ingeleefd gegeven en kan daardoor mogelijk zonder resultaat blijven.

Voelen en bewegen zijn onlosmakelijk met elkaar verbonden. Men beweegt naar iets toe of van iets af. Een goede Shiatsu massagebeweging resulteert in een betere behandeling. Want als we op iemand leunen zonder te bewegen vindt er geen goede massagedruk plaats.

De behandelaar concentreert zich op het ene punt binnen de Hara om zo de energie via de handen naar de klanten te sturen. Alle bewegingen worden gemaakt vanuit de Hara, de onderbuik oftewel het zwaartepunt. Hierbij moeten we het bovenlijf voorstellen als iets wat licht is en het onderlijf als iets wat zwaar en gegrond is. De energie wordt overgebracht vanuit de aarde langs de ledematen naar de Hara. Richt de Hara altijd naar de klant of op het gebied waar men aan het masseren is. Als dit goed gebeurt dan maakt men juist gebruik van zijn ontspannen lichaamsgewicht en zwaartepunt.

Om het energie bewustzijn te ontwikkelen kan het helpen de Hara voor te stellen als een soort licht dat schijnt op dat deel waar men aan het masseren is. Zo kan men de energiestroom op gang brengen en visualiseren. Als men de aandacht naar binnen richt en de energie als het ware door de vingers naar buiten projecteert, kan men deze energie als een stroom door de armen en de handen naar buiten voelen gaan.

Hara is niet alleen het centrum van het menselijk lichaam, het betekent tegelijk het centrum in geestelijke zin.

Er zijn diverse uitdrukkingen die betrekking hebben op de Hara in relatie tot bepaalde karaktereigenschappen in Japan. Zoals de mens met een grote buik, die heeft een ruime kijk op zaken. In het westen kennen we de uitspraak 'vlinders in de buik' waarbij we gewezen worden op het onderbuikgevoel van de Hara.

De mens met een stabiele Hara is een mens die niet zich snel uit zijn natuurlijke midden laat brengen. Wie zich in alle opzichten in evenwicht voelt kan ervaren dat hij of zij voldoende in de Hara zit.

Een goed voorbeeld van het juiste midden en het zwaartepunt is de ruiter op een paard, want paardrijden doe je eigenlijk met je Hara.

Alleen met een Hara ontstaat die elastische, tegelijk vaste en toch ook niet gespannen houding, die de ruiter bij elke beweging in zijn evenwicht houdt.

Er is een aantal aspecten van de Hara die we kunnen ervaren als we het juiste midden, het zwaartepunt, gevonden hebben:

✦ Men beweegt zich ongedwongen en vrij met een natuurlijke gratie.
✦ Stevig rechtop in het leven staan, een evenwichtige lichaamshouding hebben die zowel bij fysieke als mentale en emotionele overbelasting weer snel terug is in het midden.
✦ Met een aanvullende vernieuwde kracht masseren zonder gebruikmaking van spierkracht maar met een natuurlijke of geestelijke kracht vanuit het midden.
✦ Pijnen worden verdraagzamer doordat er een optimale ontspanning vanuit het midden ontstaat, een natuurlijke kalmering van pijn.
✦ Men is gelaten, de Hara heeft een heilzame werking op stress en nervositeit, men heeft geduld in alle situaties. Samenvattend betekent de Hara eigenlijk een verankering in het midden. Een nieuwe krachtservaring, een innerlijke dragende, ordende en vormgevende kracht zowel als een bevrijdende en helende kracht.

3.3   De vier energieprincipes

De fundamentele betekenis van de vier energieprincipes is de coördinatie van geest en lichaam. Met andere woorden; de samenwerking tussen de geestelijke en fysieke krachten in ons lichaam ten tijde van de massages. Deze principes zijn de belangrijkste massageregels.

De essentie van een Shiatsu Kosmetiek massagebehandeling wordt bepaald door de vier energieprincipes. Ontspanning en concentratie zijn de belangrijkste aspecten van deze principes. De vier energieprincipes bepalen de werkhouding en dus hoe men zit of staat tijdens de massage. Ook bepalen ze de druk, de diepgang en de overdracht van energie tijdens de massages.

De vier energieprincipes zijn:

1. Behoud van het ene punt. Tijdens de massage voorbereiding is de concentratie gericht op de aandacht naar binnen, naar jezelf.
2. Volledige ontspanning. Tijdens de massagedruk ontspannen we het gehele lichaam waardoor er een natuurlijke druk ontstaat zonder gebruik te maken van onze spierkracht.
3. Behoud van het gewicht aan de onderzijde. De intensiteit van de massage wordt bepaald door de combinatie van concentratie en optimale ontspanning. Wanneer het lichaam totaal ontspannen is, zal het gewicht van ieder deel van het lichaam zich op het laagste punt bevinden.

4. Uitzending van energie. De werking van de massage wordt bepaald door de mate waarmee we de aandacht naar buiten, naar onze klanten, kunnen brengen om de energie te laten stromen.

Het eerste en vierde principe zijn de principes van de geest. Het tweede en derde zijn de principes van het lichaam.

Ad 1. Behoud van het ene punt – de massage voorbereiding

Als we onze geest op de Hara concentreren, kunnen we een sterke buik ontwikkelen doordat we daar de energie verzamelen om mee te kunnen masseren. Concentratie is het terugtrekken van de aandacht die gericht is op factoren die niet langer relevant zijn voor de prestaties die men nu moet gaan leveren. In plaats daarvan wordt de aandacht gericht op factoren die wel relevant zijn, namelijk onze klanten. Concentratie is een ontspannen toestand van waakzaamheid. Men moet als behandelaar bewust blijven van de steeds wisselende informatie die betrekking heeft op het verloop van de massagebehandeling en de reacties van de huid.

Ad 2. Volledige ontspanning – de massagedruk

Ontspanning betekent; zich goed voelen en de dingen in hun natuurlijke toestand laten. Zo wordt ook de massagedruk bepaald. Het lichaamsgewicht van de behandelaar bepaalt de druk van de massage. Met een ontspannen lichaam is dit een natuurlijke kracht. Ontspanning is dus belangrijk voor zowel de klant als de behandelaar. Leren ontspannen is een voortdurend proces. Het is een passieve vorm van actie. Vaak wordt gedacht dat ontspanning tegelijkertijd een verlies van kracht inhoudt. De meeste mensen kunnen zich bijvoorbeeld niet ontspannen in een noodgeval. In plaats van het uitstralen van een innerlijke rust vanuit een evenwichtige werkhouding wordt dan het gehele lichaam gespannen.

Ad 3. Behoud van het gewicht aan de onderzijde – de intentie van de massage

Levende rust is een toestand waarin het gewicht van elk lichaamsdeel zich natuurlijkerwijze aan de onderzijde bevindt. Door de combinatie van volledige ontspanning en concentratie, het eerste en tweede principe, kunnen we al onze aandacht op de Hara richten. Een aandacht waarbij het gewicht zich aan de onderzijde bevindt. De geest komt hierbij op een geheel natuurlijke wijze tot rust. Daarna kunnen we deze aandacht overbrengen op onze handen, waardoor de massage de juiste diepgang krijgt. Een diepgang die met een zachte intentie langzaam het lichaam binnengaat vanuit een ontspannen werkhouding.

Ad 4. Uitzending van energie – de werking van de massage

Tijdens een Shiatsu Kosmetiek massage vindt er een energieoverdracht plaats tussen de klant en de behandelaar en vice versa. Het laten stromen van energie is een natuurlijk proces in het leven. We leven, wat betekent dat de energie van ons lichaam en de energie van onze omgeving zich in een constante wisselwerking bevinden.

Als we energie naar buiten laten stromen, stroomt er nieuwe energie in ons lichaam en de uitwisseling wordt verbeterd. Wie dit beheerst zal niet extra vermoeid worden van een hele dag masseren. De behandelaar maakt als een soort katalysator gebruik van het doorgeven van energie.

Als de vier energieprincipes niet goed worden toegepast, kunnen de volgende verschijnselen tijdens een massage voorkomen:
✦ de behandeling kan onrustig en chaotisch verlopen
✦ de massagedruk wordt als pijnlijk en vervelend ervaren
✦ de eigen blokkades worden gevoeld waardoor de concentratie wordt verminderd en de harmonie met de klant wordt verstoord
✦ de massage resultaten zijn niet optimaal of we bereiken het omgekeerde effect van onze massagedoelen
✦ de massagetechnieken worden verkeerd toegepast door verkeerde werkhoudingen waardoor de energiestroming niet of nauwelijks kan plaatsvinden.

3.4   Positieve en negatieve energie

Wil men dat er energie gaat stromen dan moet er een polariteit relatie van positief naar negatief potentieel tot stand worden gebracht. Zoals een gloeilamp alleen kan branden als er een plus- en minpool aanwezig is, zo hebben de positieve en de negatieve energie elkaar nodig om te kunnen functioneren. Positieve en negatieve energie zijn er in gelijke delen en hebben een gelijke waarde. Op het moment dat de ene energie de ander duidelijk gaat overheersen, kunnen er verstoringen ontstaan.

Yang is positieve extraverte pool en Yin is de negatieve ontvankelijke pool. Het leven is op dit potentieel gebaseerd. De kracht van eb en vloed is hier een voorbeeld van.
Om de oorsprong van energieverstoringen te verduidelijken, kijken we eerst naar de basishouding. Deze houding wordt bepaald door de balans tussen Yin en Yang, de negatieve en de positieve energie. Als men alsmaar de schaduw opzoekt en somber wil zijn dan is er sprake van een overheersende negatieve energie. In de zon lopen en een leven vol activiteit leiden, is een vorm van overheersende positieve energie.

Tijdens massages komen we ook in aanraking met de positieve en negatieve energie van onze klanten. Op het einde van een massage moeten we altijd zorgen dat we de overtollige vrijgekomen energie van onze klanten niet overnemen maar afstrijken.

3.5   De energiefuncties

De vijf energiefuncties in het lichaam volgens de Chinese geneeskunde zien er als volgt uit:

1. *Bewegen*
   Deze functie zorgt voor de beweging van de spieren, ze is nauw verbonden met de bloedcirculatie en de bloedaanmaak. We spreken hier over de mechanische energie.

2. *Verwarmen*
   Bij deze functie komt de energie vrij na een verbranding. Het is een meer onbewuste vorm van energie. We spreken hier over de warmte-energie waarbij de ademhaling en de hartslag onze lichaamstemperatuur bewaken. Hier spelen de bloedcirculatie en de zuurstofopname de belangrijkste rol.

3. *Beschermen*
   Beschermende energie, de zogenaamde Wei-energie. Deze energie beschermt ons onder andere tegen bacteriën. In het westen praten we dan over het biologische afweersysteem.

4. *Transformeren*
   Deze functie ontstaat uit voeding, het is een energie in gebonden vorm. Voeding wordt omgezet in energie en naar alle delen van het lichaam getransporteerd. We spreken hier over de chemische energie.

5. *Behoud van de lichaamssubstanties*
   Deze functie laat het bloed stromen binnen de bloedvaten. Deze energie vormt als het ware een natuurlijke grens van het bloedvatsysteem. Als deze functie verstoord is, kunnen er onder andere diverse vormen van verwijde bloedvaatjes ontstaan.

3.6   De energieverstoringen

Alles wat zich in de huid en het menselijk lichaam afspeelt wordt vertaald als een manifestatie van energie. Voorbeelden hiervan zijn een stijve, verharde huid of stijve spieren en gewrichten, die duiden op een energieblokkade. Een slecht doorbloede huid duidt ook vaak op een energieblokkade terwijl een gevoelloze plek kan duiden op een energie tekort.

Stress, een moeilijke jeugd, onverwerkte emoties zoals woede, verdriet en angst hebben direct invloed op een verstoring van energie in het lichaam.

De drie belangrijkste problemen die zich kunnen voordoen binnen de energiehuishouding zijn:

1. *Te weinig energie*

   Oftewel een leegte: ook aangeduid met Yin. Een leegte voelt vaak koud en als een indeuking in de huid aan. We zien hier meestal een slappe, rimpelige huid of een droge, vochtarme huid die wat gevoelloos is. Massagedoel bij een leegte is: stimulerende technieken om energie naar deze plaatsen te brengen.

2. *Te veel energie*

   Oftewel een volte: ook aangeduid met Yang. Een volte voelt vaak warm en gespannen aan, als een verhevenheid in de huid. We zien hier meestal een strakke, gespannen huid met acne of oedeemvorming of een gevoelige huid die soms stijf aanvoelt met verhardingen. Massagedoel bij een volte is: kalmerende technieken om energie van deze plaatsen weg te halen.

3. *Een energieblokkade*

   Oftewel een stagnatie: meestal aangeduid als Yang. Een stagnatie voelt vaak als een gespannen draadje of snaar aan. We zien meestal locale gespannen plekken en onderhuidse knobbels die soms pijnlijk kunnen zijn. Als energie geblokkeerd wordt, kan dat het gevolg zijn van diverse levensomstandigheden. Een energieblokkade ontstaat als iemand zijn woede of frustratie kenbaar wil maken maar dit niet voor elkaar krijgt. Voorbeelden hiervan zijn de wilskracht en de uitdrukkingskracht.

Energie kan zelfs iemands uiterlijke vorm veranderen. Depressieve mensen die voorover gebogen door het leven lopen, hebben een geblokkeerde Longenergie. Het verdriet zet zich vast in het lichaam. Door de psychische belasting ontstaat er op den duur een kromme rug en verkrampte schouders. Als dit proces te lang duurt, en dus chronisch wordt, zal het lichaam zich aanpassen aan deze nieuwe houding waardoor de veranderde vorm blijft.

Mensen die moeilijkheden hebben met veranderen van omstandigheden, bijvoorbeeld mensen die in een moeilijke fase van een relatie of in een vervelende beroepssfeer terecht zijn gekomen, zijn gevoelig voor een energieblokkade. Massagedoel bij een blokkade is: een combinatie van kalmerende en stimulerende technieken om de stagnatie op te lossen.

Energie verstoring
Huiddoorsnede

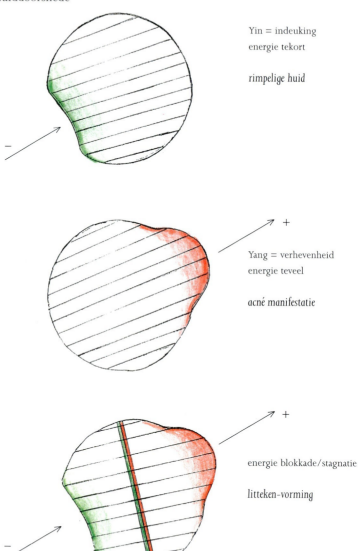

Yin = indeuking
energie tekort

rimpelige huid

Yang = verhevenheid
energie teveel

acné manifestatie

energie blokkade/stagnatie

litteken-vorming

Afbeelding 4.
Verstoringen van energie

3.7   Energie beïnvloeding

Oorzaken van veel huidproblemen kan men herleiden tot het oplossen van energieverstoringen. De problemen kunnen worden aangepakt door deze verstoringen weer in goede banen te leiden. Er zijn diverse methoden om met energie te spelen en om direct invloed uit te oefenen op de energiehuishouding.

Enkele van die methoden zijn:

a. Opladen van energie bij jezelf:
    - We kunnen met een losse vuist onze armen bekloppen. Op de bovenzijde van de armen omhoog en via de borstspieren naar de binnenzijde van de armen weer omlaag. We bekloppen eerst de ene arm een paar keer en vervolgens herhalen we dit op de andere arm. Hierna zijn onze handen opgeladen met energie om de massage te beginnen.
    - Ook het palmeren is een vorm van energie oplading. Hierbij wrijven we onze beide handpalmen stevig tegen elkaar totdat ze warm zijn. Daarna leggen we beide handpalmen op onze oogkassen en laten de warmte/energie doorstralen in onze ogen. Vermoeide ogen zullen hierop goed reageren.

b. Drukpunten behandelen om de energie te laten stijgen en om de energie te laten dalen.

c. Combinaties van drukpunten behandelen om tegelijkertijd de energie te laten stijgen en te laten dalen.

d. Druk- en massagetechnieken om energieblokkades op te heffen. Dit kan geschieden door stevige druk uit te oefenen op energieknooppunten. We kunnen ook drukpunten en/of energiezones met elkaar verbinden.

e. Druk- en massagetechnieken om energiestromen te stimuleren of om de energiestromen te kalmeren.

f. Druk- en massagetechnieken om de vrijgekomen overtollige energie aan het eind van een massage af te voeren, te draineren en af te strijken.

g. Diverse oefeningen om de energie te kanaliseren door middel van meridiaanstrekkingen. Energetische gezichtsoefeningen vormen hierbij een vast onderdeel van de gehele oefening.

4

Het meridiaanstelsel

Inleiding

Wanneer men de Chinese theorie van de organen bestudeert is het beter dat men het westerse concept vergeet. De theoretische rode draad binnen de cosmetische Shiatsu methode is het beschrijven van alle orgaansystemen en hun relaties met de functies van de huid. Deze systemen kunnen we beïnvloeden via de drukpunten en de meridianen.

De westerse geneeskunde beschouwt elk orgaan slechts vanuit haar anatomisch en materieel aspect. De Chinese geneeskunde ziet elk orgaan als een complex energetisch systeem. De energetische conditie van de organen omvat vooral de energetische balans van alle functionele activiteiten op dat moment. Omdat de Chinese geneeskunde de organen meer bekijkt vanuit een functioneel dan materieel object, worden de organen met een hoofdletter geschreven. Alle termen binnen de Chinese concepten en fenomenen worden met een hoofdletter geschreven. Wanneer dezelfde woorden verwijzen naar westerse concepten, worden ze geschreven met een kleine letter. Zo verwijst 'Long' naar het Chinese medische concept van de 'Long' in relatie tot het energetische functionele systeem van de 'Longen'. Terwijl long verwijst naar de anatomische en fysische realiteit van de longen zoals westerse artsen bedoelen. Het totaal aan Longfuncties noemen we Longenergie, dit geldt voor alle orgaansystemen.

De hoofdfuncties van de organen is de bewaring, beweging, productie, transformatie en vernieuwing van alle vitale substanties zoals het bloed, energie, hormonen, lymfe en de vloeistoffen.

4.1 De meridianen

Meridianen zijn geen fysieke banen maar geleiders van energie. Meridianen bevinden zich zowel direct onder de huid in het vochtrijke gedeelte als in de diepte van het lichaam. Een meridiaan is dus een baan waar energie doorheen stroomt. Deze baan heeft een organische levensfunctie. De Chinese term voor meridiaan is Jing-Luo. Jing betekent kanaal of ergens doorheen gaan zoals een draad in een weefsel. Luo betekent een netwerk, iets dat verbindt en aanhecht zoals een netvormige verbinding. Ook worden meridianen vaak aangeduid met het Chinese woord mo of mai wat letterlijk vertaald kan worden als vat of kanaal, te vergelijken met een bloedvat.

Een meridiaan lijkt op een antenne of voelspriet die direct verbonden is met een orgaan. Is dat orgaan gespannen, dan voelt de meridiaan ook gespannen aan. Als een meridiaan geblokkeerd of gespannen is dan kunnen we deze soms voelen als een dun draadje onder de huid. Het voelt als een weeffoutje in een spijkerbroek. Massage van deze lijn wordt als gevoelig ervaren.
We kunnen dagelijks de reacties voelen in ons lichaam middels de volgende voorbeelden:
+ uitstralende sensatie bij een kneuzing
+ pijnlijke punten die verschijnen bij bepaalde aandoeningen
+ verlichting door druk of warmte op bepaalde punten.

Op elk niveau zijn meridianen aanwezig gelijkend op het zenuwstelsel, vandaar de naam meridiaanstelsel. Het meridiaanstelsel is een stelsel van banen die de energie door het lichaam laat stromen. De meridianen verbinden het innerlijke van het lichaam met het uiterlijke. Ze verenigen alle delen van het lichaam als een netwerk van draden, te vergelijken met een spinnenweb. Het menselijk lichaam en de meridianen werken specifiek op elkaar in om een harmonieuze gang van zaken in ons lichaam mogelijk te maken. Deze harmonieuze samenwerking leidt tot een gezond lichamelijk functioneren. Elke functie speelt een rol in de totaliteit van de mens.

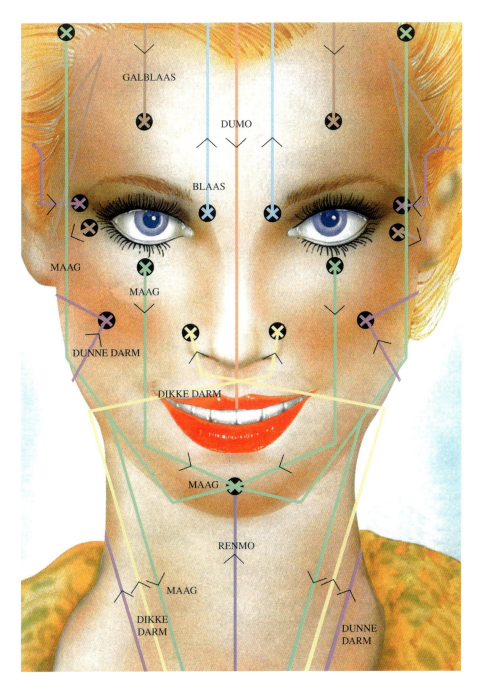

Afbeelding 1 Het meridiaanstelsel van het hoofd.

Het meridiaanstelsel bestaat uit vijf kenmerken:

1. Er bestaat een cyclische energie, een oneindige kringloop van energie. De Longen worden de eerste energie van de mens genoemd, gerelateerd aan de eerste ademhaling van de baby die geboren wordt. De eerste en laatste ademhaling vertegenwoordigen de grenzen van ons bestaan. Zo gaat het ook in de energiekringloop van het menselijk lichaam. Deze cyclus begint en eindigt bij de Longenergie, we stellen dit als een gesloten circuit voor.
2. Binnen deze cyclische energie is polariteit aanwezig. Er is een negatieve en een positieve energie nodig, Yin en Yang, om een stroming te creëren.
3. Een meridiaan is de projectie van de kracht van een inwendig orgaan aan de oppervlakte van het lichaam, de huid.
4. Deze projectie volgt vaste routes, de zogenaamde meridiaantrajecten. De meridianen krijgen de classificatie van Yin en Yang al naar gelang de richting waarin ze aan de oppervlakte van het lichaam lopen. Yangenergie komt van de zon en de Yangmeridianen lopen van de vingers naar het gezicht of van het gezicht naar de voeten. Yinenergie is afkomstig van de aarde en de Yinmeridianen lopen van de voeten naar de romp langs de binnenzijde van de armen naar de vingertoppen. De energiestroom in de meridianen heeft een ononderbroken verloop, in een bepaalde richting en in een vaste volgorde van de ene meridiaan in de andere.
5. Op deze trajecten bevinden zich de drukpunten met hun specifieke eigenschappen.

4.2 De hoofdmeridianen

De functies van de meridianen dragen de namen van die organen waarvan de werking binnen het functionele bereik ligt.

Het meridiaanstelsel telt twaalf hoofdmeridianen en twee extra meridianen die voor ons van belang zijn. De hoofdmeridianen bestaan uit twee koppels en corresponderen met de energetische werking van de inwendige organen.

Yin meridianen:		Yang meridianen:	afkorting:
1.Longen	en	Dikke darm	Lo. / Dida.
2.Milt pancreas	en	Maag	Mi. / Mg.
3.Hart	en	Dunne darm	Ht. / Duda.
4.Nieren	en	Blaas	Ni. / Bl.
5.Hartconstrictor	en	Driewarmer	Hc. / Dri.
6.Lever	en	Galblaas	Le. / Gb.

De Milt en de pancreas worden als één energetisch geheel gezien, evenals de Blaas en de Nieren met de voortplantingsorganen. Het meridiaankoppel Hartconstrictor en Driewarmer wordt in de theorie verbonden met het koppel van de Hart en Dunne darmmeridiaan. Dit geldt niet voor de praktijk, daar zijn ze een op zichzelf staand meridiaankoppel.

De Hartconstrictor wordt in het oosten als een apart energetisch orgaan gezien omdat ze erg belangrijk is. Ze beschermt het hart en ze zorgt voor de pompende beweging van het hart.
Een andere term voor Hartconstrictor is pericard, hartbeschermer, hartzakje of omhulsel.

De Driewarmer of Drieverwarmer is geen bestaand orgaan maar een verzamelnaam van het functioneel aspect van organen die de energie en de vloeistoffen in het lichaam coördineren en reguleren. Ze vult de functie van de Dunne darm aan, wat inhoudt dat ze energie uit het voedsel vrij maakt en deze vervolgens door het lichaam stuurt als brandstof om ons lichaam te verwarmen. De Driewarmer komt in de westerse geneeskunde niet voor.

De hoofdmeridianen hebben een interne en een externe tak. De interne tak maakt onder meer verbinding met het bijbehorende orgaan en koppelorgaan. De externe tak bevat de drukpunten en is het aangrijpingspunt voor de Shiatsu.
Vanuit deze externe tak wordt onder meer verbinding gemaakt met de huidzones. De aan de oppervlakte liggende meridianen zijn tastbaarder voor massage. De twaalf huidzones zijn oppervlakkige huidbanen direct naast de meridianen. Dus als men er even naast masseert is er toch een energiereactie mogelijk. Analoog hieraan is: als we een meridiaan als een rivier zien dan zouden we kunnen zeggen; aan de oevers van een rivier is het ook vochtig.

De hoofdmeridianen worden ingedeeld in zes groepen die op hun beurt opnieuw kunnen worden ingedeeld in geen twee maar vier meridiaankoppels. De Yinmeridianen vormen het centrum. Deze meridianen slaan alle energie en vitale substanties op maar scheiden niet af. Zij worden ook wel de volle organen genoemd.
De Yangmeridianen vertegenwoordigen hun functionele aspect, zij transporteren en verteren en slaan niet op. Ze worden ook wel de holle organen genoemd. Dit duidt op een verschil in functie en structuur.

Binnen de Zen Shiatsu heeft men een aantal uitlopers van de hoofdmeridianen in kaart gebracht die de hoofdmeridianen van de handen verbinden met de voeten en omgekeerd. De handen en de voeten zijn rijk aan drukpunten omdat zij in contact staan met alle meridianen. Op de teen en vingertoppen vinden we de zogenaamde rangeerstations. Dit zijn het begin en de eindpunten van de meridianen waar zij van functie en naam veranderen, zoals een trein een ander spoor neemt.

Van elk meridiaankoppel zijn de volgende aspecten belangrijk:
✦ de specifieke hoofdfuncties
✦ het weefsel dat het orgaan controleert
✦ het zintuig waarin het orgaan opent
✦ het deel van het lichaam waarin het zich manifesteert
✦ andere orgaan specifieke eigenschappen
✦ de functies met de huid
✦ de huidrelaties, problemen, ziekten en overgevoeligheid
✦ de circulatiesystemen en de uitscheiding
✦ de emoties en gevoelens.

4.3   De bijzondere meridianen

Naast de twaalf hoofdmeridianen is er ook een aantal extra meridianen of bijzondere meridianen. Deze lopen veelal over het midden van het lichaam en zijn dus niet gespiegeld zoals de hoofdmeridianen.
De belangrijkste zijn de Dumo of Gouveneursvat en de Renmo of Conceptievat. Ze fungeren als energiereservoirs voor de hoofdmeridianen die vergeleken worden met rivieren. Wanneer er hevige regenval is dan zijn de kanalen en grachten tot aan de rand toe gevuld. Zo is het ook met de bijzondere meridianen. Zij vallen buiten het meridiaansysteem zodat ze de overstromingen van de hoofdmeridianen kunnen opvangen.

De bijzondere meridianen behoren niet bij een speciaal orgaan. Deze meridianen worden ook wel de buitengewone meridianen genoemd om hun specifieke functies en hun afwijkend verloop van energie in het lichaam.

De twee bijzondere meridianen zijn:

1. *Het Gouveneursvat oftewel de Dumo.*

   Deze meridiaan wordt ook aangeduid met de term de zee van Yang. Op deze meridiaan kan men alle Yangenergie kalmeren of stimuleren.

   De Dumo is nauw betrokken bij:
   - ✦ het functionele aspect van de huid
   - ✦ het centrale zenuwstelsel en de psychische functies
   - ✦ het endocriene stelsel.

   De Dumomeridiaan wordt als bestuurder of regelaar van alle zes de Yangmeridianen beschouwd, vandaar de term Gouveneursvat.

2. *Het Conceptievat oftewel de Renmo.*

   Deze meridiaan wordt ook aangeduid met de term de zee van Yin. Op deze meridiaan kan men alle Yinenergie kalmeren of stimuleren.

   De Renmo is nauw betrokken bij:
   - ✦ het voedend aspect van de huid
   - ✦ de bloedcirculatie
   - ✦ de lichaamsvochtencirculatie.

   De Renmo heeft een besturende en controlerende functie over de zes Yinmeridianen en de alarmpunten van de inwendige organen. Dit zijn punten die extra gevoelig of pijnlijk kunnen reageren als er bijvoorbeeld een bloed- of energiestagnatie aanwezig is. Op grond van de invloeden op de geslachtsorganen wordt deze meridiaan als Conceptievat of als geboortemeridiaan aangeduid.

4.4   De drukpunten

Inleiding

Drukpunten, acupressuurpunten of energiepunten zijn punten op een meridiaan van waaruit de invloed op de meridiaan en de betrokken weefsels het grootst is. Meridianen zijn de geleiders van energie terwijl de drukpunten de schakelaars zijn om de energiestroom ter plaatse in een meridiaan te laten veranderen. Hoewel de drukpunten met het blote oog niet zichtbaar zijn, zijn deze punten de plaatsen waar de energiestroom gemakkelijk kan stagneren en vertragen. Het Japanse woord voor drukpunt is tsubo, tsu betekent druk, bo betekent punt.

Het Chinese woord voor drukpunt is xue, de oorspronkelijke betekenis hiervan is holte of opening. Microscopisch gezien liggen relatief veel drukpunten in holtes of gleuven tussen botten, spieren en pezen. Ze zijn ook te voelen als een holte of kuiltje in de huid, ook al liggen ze op een spierbundel. Het menselijk lichaam telt 365 basisdrukpunten. Daarvan zijn er circa 75 in het gezicht en op het hoofd, waarvan de helft in de praktijk wordt gebruikt. Tegenwoordig zijn er meer dan 2000 drukpunten bekend waarvan ongeveer 10% actief gebruikt wordt, in diverse Shiatsu disciplines en in de acupunctuur.

Eigenschappen op en rondom een drukpunt

Het drukpunt vertoont ten opzichte van de omringende huid een verlaagde elektrische weerstand, een verhoogde geleidbaarheid en een verhoogde elektrische capaciteitswaarde. Op basis daarvan kunnen energie, de meridianen en de drukpunten onder meer in verband gebracht worden met verschillen in elektrische geleidbaarheid en de onderliggende weefsels, met intercellulaire vloeistofstromingen en met infrarode stralingen.

Verder heeft het drukpunt en de omringende huid een verhoogde gevoeligheid voor stimuli. Rond de drukpunten is een locale verrijking van bloedvaatjes, DNA, receptoren en zenuwuiteinden geconstateerd.

Lokaliseren van drukpunten

Het lokaliseren van drukpunten bestaat uit het palperen van de huid en de dieper liggende weefsels. Dit gebeurt in combinatie met het kijken naar de verschillende symptomen die zich op de huid kunnen voordoen, op de plaatsen waar de drukpunten gelokaliseerd zijn.

De mogelijkheden voor het lokaliseren van de drukpunten kunnen we verdelen in een aantal aspecten, namelijk;
✦ de anatomische kennis
✦ het Chinese lichaamsmatensysteem
✦ het drukpunt nummersysteem
✦ de huidanalyse, de uiterlijke kenmerken.

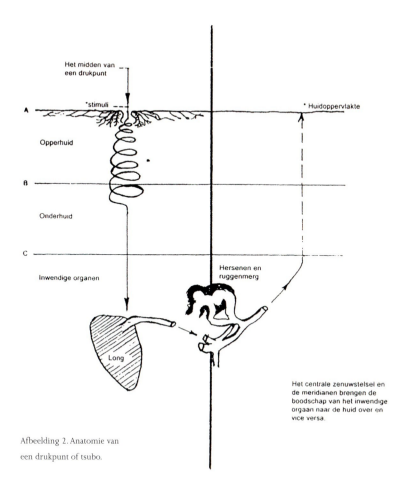

Afbeelding 2. Anatomie van
een drukpunt of tsubo.

Labels in figuur:
Het midden van een drukpunt
*stimuli
* Huidoppervlakte
Opperhuid
Onderhuid
Inwendige organen
Hersenen en ruggenmerg
Long
Het centrale zenuwstelsel en de meridianen brengen de boodschap van het inwendige orgaan naar de huid over en vice versa.

Anatomische kennis

De westerse anatomische kennis is van groot belang daar de drukpunten langs de meridiaansystemen liggen in de groeven tussen de spieren en in de kuiltjes van bot- en peesstructuren.

Als men de duim en de gehele hand strekt, ontstaat er onderaan bij de aanhechting van de duim bij de pols een indeuking.
In deze holte ligt in de diepte een Dikke darmpunt, Dikke darm 5. Vrij vertaald wordt dit punt de handsnuifdoos genoemd. Op een afstand kan men dit drukpunt al waarnemen.

Het Chinese lichaamsmatensysteem

Dit systeem heeft als basis eenheid een relatieve maat, namelijk de breedte van iemands duim in relatie tot het lichaam van degene die gemasseerd gaat worden. Men moet daarom dit systeem niet op starre wijze toepassen. De breedte van de duim wordt gemeten ter hoogte van het gewricht tussen de beide kootjes van de duim. De naam van deze Chinese basiseenheid is cun, wat uitgesproken wordt als tsoen.

Vanaf de neusbrug tot de haargrens is de afstand 3 cun, dit is te meten met drie duimen of vier vingers naast elkaar, zie afbeelding 3. Men kan ook punten op die lijn opsporen door ze duim voor duim te lokaliseren.

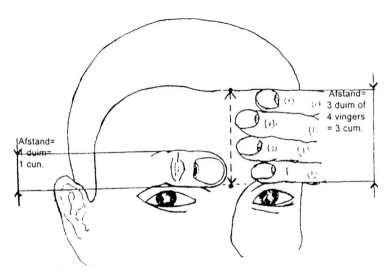

Afbeelding 3. Het Chinese lichaamsmatensysteem.

Het drukpunt nummersysteem

Dit systeem is een geheugensteun om punten terug te vinden en om te herkennen en te classificeren. De meeste drukpunten zijn genummerd, vanaf het begin tot het eind, om zo het lokaliseren beter in kaart te brengen en ze via dat nummersysteem beter te benoemen.
De Chinezen hebben praktisch voor elk punt wel een filosofische naam bedacht die meestal betrekking heeft op de ligging van de punten en hun energetische werking en relatie.

De Maagmeridiaan begint met nummer 1 op het midden van het onderste oogkasbot, recht onder de pupil. Vervolgens gaat hij via Maag 2, onder dit oogkasbot, naar Maag 3, onder de jukboog, naar Maag 4, naast de mond-hoeken. Uiteindelijk daalt deze meridiaan af naar de voeten om te eindigen bij de tweede teen, het drukpunt Maag 45.

De huidanalyse kenmerken

De uiterlijke kenmerken en symptomen en/of verschijnselen op de huid verschaffen ons ook inzicht waar zich de drukpunten bevinden.

Vaak bevinden ze zich in huidzones die een ongezonde indruk maken, bij-voorbeeld op droge en ruwe plaatsen en in de nabijheid van acne.

Storingen van energie in de meridianen manifesteren zich op verscheidene manieren op de drukpunten zoals onder andere:

+ gevoelloosheid of een pijnlijk, gevoelig of een drukkend gevoel
+ uitslag zoals locale eczeemvormen
+ roodheid en/of andere locale huidverkleuringen
+ vlekken en pigmentverschuivingen
+ temperatuurverschillen op de huid.

De juiste plaats van de drukpunten wordt meestal bepaald als men een of meerdere symptomen aantreft op de huid.

4.5 Eigenschappen van de drukpunten

De eigenschappen van de drukpunten is in een aantal aspecten onder te verdelen, namelijk:

+ de Chinese benaming met een aantal vertalingen
+ de Nederlandse benaming
+ de locatie op de huid
+ de specifieke functies en/of Shiatsu relatie
+ locale huidrelatie en/of huidrelatie
+ therapie relatie.

- Zowel de Chinese als de Nederlandse benaming heeft een directe relatie met de eigenschappen van de drukpunten. Deze eigenschappen komen meestal overeen met de functies van de meridianen en de organen waar ze naar vernoemd zijn en waar ze mee verbonden zijn.
- De specifieke Shiatsu functie zegt iets over de extra sterke relatie van het drukpunt met processen die zich in het lichaam afspelen.
- De locale huidrelaties hebben betrekking op de werking van de druk-punten in relatie tot hun specifieke locatie op de huid.

- De algemene huidrelaties hebben betrekking op de conditie van de huid en een aantal huidproblemen die zich daar kunnen voordoen, zowel distaal als lokaal.
- Uiteraard hebben drukpunten ook een aantal therapeutische eigenschappen en functies, de therapie relatie.

Het feit dat bij een bepaald drukpunt een eigenschap vermeld staat, maakt dit punt niet zonder meer geschikt om bij het voorkomen van het betreffende probleem behandeld te worden. Het is niet zo dat ieder van de bij een bepaald huidprobleem genoemd drukpunt bij een massage dat probleem zal oplossen.Waarschijnlijker is dat een van de drukpunten waarbij het huidprobleem en de eigenschappen vermeld staan, een goede werking kan hebben terwijl de andere punten vooral ondersteunend zullen werken.

Een Shiatsu massage wordt opgezet aan de hand van de energetische werking van de drukpunten en de meridianen voor een bepaald huidprobleem, huidtype of voor de huidverzorging in het algemeen. Er wordt gekeken of deze locaties op dat moment meer of minder gevoelig zijn middels een oosterse huidanalyse. De uitkomsten van deze analyse en de symptomen bepalen de diverse accenten tijdens een massage voor wat betreft de energetische functies en eigenschappen waarvan men gebruik wil gaan maken.

In de praktijk komt het regelmatig voor dat klanten ook andere klachten hebben die niet direct met de huidconditie in verband staan. Deze klachten staan niet los van het geheel want Shiatsu kan soms als een trigger werken. Bestaande lichamelijke klachten kunnen tijdens een cosmetische Shiatsu massage spontaan verminderen of zelfs verdwijnen of verergeren als reactie op deze aanraking.

Werking van een drukpunt
In afbeelding 4 zien we een praktijkvoorbeeld van hoe men via drukpuntmassage de hypofyse kan bereiken en beïnvloeden. Dit gaat als volgt:
- we zetten een duim onder de holte van het achterhoofdsbeen
- op dat moment wordt de hypofysesteel in trilling gebracht
- deze zet op zijn beurt zowel de hypofyseklier als de hypothalamus in het Turkse zadel in trilling, zo kunnen we zijn activiteiten beïnvloeden.

Een doorsnede van de schedel
In het midden is de hypothalamus te zien, die met een lange uitloper, de hypofysesteel eindigt in de neurohypofyse.
Duidelijk is zichtbaar hoe de hypofyse is ingebed in een holte van het schedelbot, namelijk het Turkse zadel.

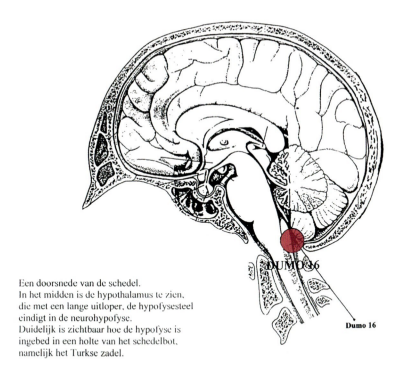

Een doorsnede van de schedel.
In het midden is de hypothalamus te zien,
die met een lange uitloper, de hypofysesteel
eindigt in de neurohypofyse.
Duidelijk is zichtbaar hoe de hypofyse is
ingebed in een holte van het schedelbot,
namelijk het Turkse zadel.

Afbeelding 4. Het hypofysepunt Dumo 16.

5

Longen en
Dikke darm relaties

5.1   De huidmeridiaan

De Longen regelen het uiterlijk van het lichaam. Met andere woorden:
de Longenergie verzorgt de conditie van de [opper]huid, het hoofdhaar
en het lichaamshaar. Omdat de Longenergie verantwoordelijk is voor een
aantal belangrijke functies van de huid wordt de Longmeridiaan binnen de
cosmetische Shiatsu massage, huidmeridiaan genoemd. Het transpireren,
vooral het openen en sluiten van de poriën, staat onder directe controle
van de Longenergie.

Energetisch gezien zijn de Longen erg belangrijk voor de algemene conditie van zowel de huid als van de totale lichaamsenergie. Dit wordt duidelijk
door de volgende twee factoren:
a.   De Longen beheersen de energie van het gehele lichaam in relatie tot de
     ademhalingsregulatie. Als de ademhaling niet goed is, is ook de ener-
     gie verdwenen. Daarom wordt de Long de meester van de energie ge-
     noemd. De ademhaling is van fundamenteel belang voor de inwendige
     regulatie en tevens is hij nauw verbonden met de uitwendige actie.
b.   De energiestroom in het lichaam begint en eindigt bij de Longen bin-
     nen het meridiaanstelsel van de cyclische energie. Als deze factoren
     verstoord zijn zien we altijd eerst vermoeidheid. De Longmeridiaan
     eindigt op de top van de duim. Als de handen gesloten zijn houdt men
     de energie vast. Als ze open zijn kan de energie vrijer stromen en wordt
     de ademhaling dieper. Als de duimen bij een stervende mens omsloten
     worden door de overige vingers, dan is het levenseinde nabij.

De Longmeridiaan heeft als huidmeridiaan een aantal functies die een directe relatie hebben met de huid, deze functies zijn;
1.   De Longen zorgen voor de verwarming van de huid. Om de tastzin te
     kunnen benutten is een gelijkmatige en evenwichtige temperatuur en
     spanning van de huid een voorwaarde.

2. De Longen regelen het uitscheiden van vocht.
   De huid is een eliminatieorgaan. Via de huid komen aanzienlijke hoeveelheden stoffen naar buiten via de zweetklieren en door de voortdurende vernieuwing van de huid.
   Als de Longen niet goed functioneren, zal de huid te veel moeten elimineren en overbelast worden wat dan huiduitslag of oedeem tot gevolg heeft.

3. De Longen zorgen voor de afvoer van afvalstoffen via de uitademing.

4. De Longen bevochtigen de huid en de poriën. Ze reguleren de vochtbalans van de huid als een soort hydraterende crème.

5. De Longenergie verzorgt de dalende en verspreidende functie van energie en de lichaamsvloeistoffen. Zijn deze functies verstoord dan kan er onder andere oedeem ontstaan in het bovenlichaam.

6. De Longenergie beschermt de huid tegen allerlei invloeden van buitenaf door middel van de Wei-energie, de beschermende energie. Deze energie staat onder directe controle van de Longenergie.
   De belangrijkste taak van de Longen is het ter beschikking stellen van de afweerenergie of defensieve energie, de Weichi. Deze energievorm omhult het lichaam als een mantel, ze fungeert als een beschermend schild. De Weichi circuleert onder de huid, tussen de spieren, bevochtigt de membranen en verspreidt zich over de borst en de buik om de oppervlakte te beschermen. Het is een krachtveld op het gehele lichaamsoppervlak dat ons beschermt tegen schadelijke externe invloeden zoals chemische stralingen en weersinvloeden.
   De Longenergie regelt de Weichi door het lichaam en naar de huid en de poriën. De Weichi op zijn beurt controleert de poriën. Als deze functie verstoord is zien we dat de aangetaste delen vaak de begrenzingen zijn van het lichaam. Denk hierbij aan de huid, allergie, uitslag, jeuk en netelroos of de slijmvliezen en de bronchiën zoals pijnlijke keelamandelen en hooikoorts.

Er is een aantal huidproblemen die zich vaak tezamen manifesteren met een aantal longproblemen en vice versa. Denk bijvoorbeeld aan astma, allergieën, bronchitis en hooikoorts. Hierbij zien we meestal allerlei vormen van huiduitslag of een zwakke huidconditie.

Ook de relatie Longenergie en het roken van sigaretten, waardoor de zogenaamde rokershuid kan ontstaan, geeft een duidelijk verband aan tussen de functie van de longen en de huid. Bij oudere mensen zien we soms rokershaar. Deze mensen worden niet egaal grijs naarmate ze ouder worden maar onder invloed van de nicotine krijgt hun haar een gelige teint. De nicotine zit in hun haarwortels.

5.2   De Long drukpunten

Het drukpunt Long 1
De eerste energie van de mens is gelokaliseerd in het drukpunt Long 1.

Nederlandse naam:	Chinese naam:	Vertaling:
- Long 1	- Fengfu	Centraal paleis / herenhuis Loslaten
- locatie	- 6 cun van de middellijn van het sternum onder het sleutelbeen	
- functie	- alarmpunt van de Longen bij acute problemen	
- lokale huidrelatie	- borsten verzorging, roodheid	
- huidrelatie	- acne, huidconditie versterkend	
	- overgevoelige huid, oedeem / vochtwallen	
	- panniculose	
- therapierelatie	- alle Yangpathologie in relatie tot Longklachten	
	- vastzittende hoest en / of slijmvorming	
	- astma en bronchitis	
	- brengt onderdrukte emoties in beweging.	

Het drukpunt Long 5
De dalende en verspreidende functie van de Longen komen in dit punt tot uiting.

Nederlandse naam:	Chinese naam:	Vertaling:
- Long 5	- Chize	- Moeras van de voet / voetmars
- locatie	- in een holte in de elleboogsplooi als we de arm buigen	
- functie	- stimuleert de dalende functie van de Longen	
	- elimineert warmte van de Longen	
- lokale huidrelatie	- chronisch / droog eczeem	
- huidrelaties	- acne, hormonen, netelroos, oedeem	
	- ontstekingen, roodheid en hitte, winterhanden / voeten	
- therapierelatie	- armpijnen, ontspant de pezen	
	- astma, hoesten, slijm oplossend	
	- hyperventilatie.	

Afbeelding 1.

De Longmeridiaan.

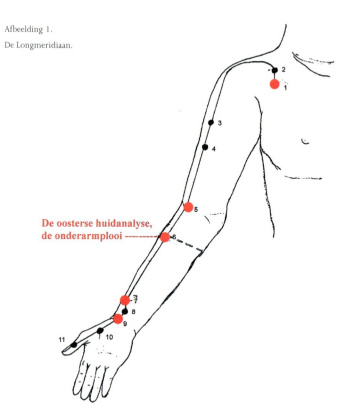

De oosterse huidanalyse,
de onderarmplooi

Het drukpunt Long 6

De erfelijke blauwdruk – de onderarmplooi.

Op de onderarm ter hoogte van het drukpunt Long 6 kan er bij een aantal mensen sprake zijn van een diepe of minder diepe dwarse plooi of rimpel. Soms is deze plooi beter zichtbaar als we de arm iets buigen. Deze plooi kan zowel symmetrisch als asymmetrisch op de armen voorkomen. Bij palpatie kan het drukpunt Long 6 gevoelig zijn of soms pijnlijk aanvoelen. Proefondervindelijk is gebleken dat aan de aanwezigheid van een min of meer duidelijke dwarse huidplooi diverse betekenissen kunnen worden gegeven.

Deze betekenissen staan in relatie tot de diverse functies van de huid, de longen en de dikke darm, deze zijn:

✦ een zwakke [erfelijke] longconditie dat zich uit in:

✦ allergieën, astma, bronchitis, hooikoorts, hyperventilatie, kortademigheid en transpiratieverstoringen.

Deze klachten zien we al dan niet in combinatie met diverse huidproblemen zoals:

✦ acne/huiduitslag, eczeemvormen, netelroos, oedeemvormen, ontstekingen en huidinfecties in combinatie met een rode, overgevoelige huid en/of een droge, vochtarme huid.

Ook zien we meestal een zwakker afweersysteem waarbij de huid sterk reageert op:

✦ emoties en stressinvloeden
✦ agressieve, sterk werkende cosmetica
✦ te stevige massagemethoden
✦ snel vatbaar voor verkoudheden
✦ weersinvloeden.

De betekenis bij de dikke darm is:

✦ een zwakke [erfelijke] dikke darmconditie wat zich uit in:
  • wisselende en/of chronische diarree en constipatie
  • een spastische darm
  • een zwakker immuunsysteem
  • een slechte algemene huidconditie
  • vale, grauwe huidskleur.

In sommige gevallen kan een dwarse huidplooi of plooien op de onderarm ontstaan als we veel roken. Hier zien we de relatie tussen de longen en de huid duidelijk zichtbaar terug.

Het drukpunt Long 6 staat direct in relatie met de functie van de Longen die de huid en de lichaamsbeharing domineert.

Nederlandse naam:	Chinese naam:	Vertaling:
- Long 6	- Kongzui	- Extreme holte, grootste gat
- locatie	- op de radiale zijde van de voorarm, 7 cun boven de polsplooi	
- functie	- transpiratiepunt, verspreidt de warmte	
	- reguleert de Longenergie en zijn dalende functie	
	- stagnatiepunt, stopt bloedingen	
- huidanalyse	- diagnosepunt: onderarmplooi	
- lokale huidrelatie	- droge, vochtarm huid	
- huidrelatie	- laat zweten en/of stopt het zweten	
	- oedeem/vochtwallen, hoofdhaarconditie	
	- roodheid en hitte	
- therapierelatie	- astma, bronchitis, hoesten, verkoudheid.	

Het drukpunt Long 7

Het drukpunt Long 7 staat direct in relatie tot de regulatie van de waterwegen en de vrije beweging van de lichaamsvochten.

Nederlandse naam:	Chinese naam:	Vertaling:
- Long 7	- Lieque	- Elk tekort, uiterste tekortkoming
- locatie	- 1½ cun boven de polsplooi, bij een handdruk op het punt waar de wijsvingertop uitkomt op de onderarm	
- functie	- opent de waterwegen en de neus	
	- openingspunt van de Renmomeridiaan	
	- stimuleert de dalende en verspreidende Longfunctie	
	- bevordert de Weichi en bevrijdt de oppervlakte	
- lokale huidrelatie	- droge, vochtarme huid	
- huidrelatie	- alle acute huidproblemen	
	- acute acne, allergie, jeuk, netelroos	
	- droog eczeem, oedeem en ontstekingen	
- therapierelatie	- alle acute longklachten, bronchitis	
	- hoesten, hooikoorts, keelpijn, verkoudheid.	

Het drukpunt Long 9

Long 9 heeft een directe relatie met het feit dat de Longen de bloedvaten en de meridianen controleert.

Nederlandse naam:	Chinese naam:	Vertaling:
- Long 9	- Taiyuan	- Grote afgrond / groot ravijn
- locatie	- in een holte ter hoogte van de polsplooi	
- functie	- bloedvatpunt, bevordert de bloedcirculatie	
	- reguleert en versterkt de Longenergie	
- huidrelatie	- alle chronische huidproblemen	
	- chronische acne, roodheid en hitte	
	- winterhanden / voeten, spataderen	
	- alle vormen van verwijde bloedvaatjes	
	- psoriasis, hoofdhaarconditie	
- therapierelatie	- alle chronische longklachten	
	- kalmeert het hoesten, slijmoplossend.	

Het extra Long drukpunt Yin Tang

Extra drukpunten zijn punten die niet tot de klassieke of basis Shiatsu kennis behoren. Het zijn punten die een op zichzelf staande energetische werking hebben zoals bijvoorbeeld de littekenpunten. Deze punten verzachten en ontgiften de huid op en rondom een litteken. Extra drukpunten bevinden zich vaak op plaatsen waar al een basisdrukpunt aanwezig is of in de directe omgeving ervan. Ze kunnen hierbij dan ook de basisdrukpunten in hun werking ondersteunen om nog betere resultaten te verkrijgen. Extra drukpunten bevinden zich meestal buiten de traditionele meridiaantrajecten.

Het extra drukpunt Yin Tang is een hormoonpunt van de epifyse of pijnappelklier op de Dumomeridiaan.

Nederlandse naam:	**Chinese naam:**	**Vertaling:**
- Long extra	- Yin Tang	- Derde oog/kruinoog,
	- Dumo 24a	zegelhal, blinde darm
	- Dumo 24½	van de hersenen
- locatie	- tussen de wenkbrauwen	
- functie	- epifysepunt; melatonine hormoon	
	- drukpunt voor spirituele en emotionele heling	
- lokale huidrelatie	- puberteitsacne	
- huidrelatie	- stressacne, sterke antioxidant; celbescherming	
	- versterkt de Weichi functies; immuunsysteem	
	- bloed en vochtcirculatie: rimpelvorming	
- therapierelatie	- jetlagklachten, stress/kalmeert de geest	
	- verlicht hooikoorts, hoofdpijnen, hoge bloeddruk	
	- opvliegers en oogklachten.	

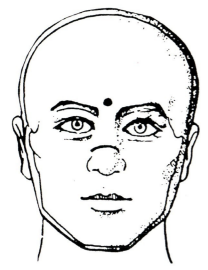

Afbeelding 2. Het extra Longpunt Yin Tang. Dwarse huidplooi over de neus duidt op hooikoorts oftewel een Longallergie.

5.3   De Dikke darm drukpunten

Zowel de Longen als de Dikke darm zijn feitelijk innerlijke verlengstukken van de huid. Er zijn diverse anatomische overeenkomsten tussen de huid, de Long en de Dikke darmstructuur. De Dikke darm komt van buiten overeen met de huid en van binnen met de Longen. Uit de huid kan men afleiden hoe de toestand van de Dikke darm is. Bij een spastische dikke darm zien we een strakke samengetrokken huidstructuur. Hebben we een gladde huid dan is de Dikke darm vrij ontspannen. Hebben we een slappe huid dan is de Dikke darm groter en langer dan normaal.
Als de mens een grove huidstructuur heeft dan is de structuur van de Longen en de Dikke darm meestal ook grof.

De belangrijkste relaties van de Dikke darm met de Long/huidmeridiaan zijn:
+ elimineren; uitscheiden
  • de huid, de longen en de dikke darm zijn organen van eliminatie, ze verwijderen afvalstoffen van het lichaam, deze organen zijn vooral bezig met uitwisseling en ontlasting. De dikke darm voor vaste stoffen, de huid voor vocht en de longen voor gassen. Uiteindelijk is het de ademhaling die via het middenrif de dikke darm masseert en op deze wijze zorg draagt voor een goede stoelgang.
+ vochtbalans
  • onttrekken van vocht aan de restanten van de voedselbrij. De belangrijkste taak van de karteldarm is vocht terug geven aan de weefsels.
+ bescherming
  • de dikke darm is een belangrijk onderdeel van ons totale afweer en immuunsysteem. Tachtig procent van het lymfatisch systeem bevindt zich in en rondom onze darmen.

Het drukpunt Dikke darm 11
Dikke darm 11 is zowel bij de acupunctuur als de bij de Shiatsu disciplines een centraal punt voor de circulatie in het algemeen en voor de huidconditie in het bijzonder.

Nederlandse naam:	Chinese naam:	Vertaling:
- Dikke darm 11	- Chuci	- Gebogen vijver / kromme vijver
- locatie	- ter hoogte van het einde van de elleboogsplooi als we de arm buigen	
- functie	- circulatiepunt, huidconditiepunt	
	- elimineert vocht, verkoelt het bloed	
	- verjaagt externe wind	
- lokale huidrelaties	- droog eczeem	
- huidrelatie	- acne, alle huidproblemen en huidpathologie	
	- netelroos, psoriasis, ontstekingen	
	- oedeem / vochtbalans, hormonen[schildklier]	
	- hoofdhaarconditie	
- therapierelatie	- alle pijnklachten: armpijnen, fibromyalgie	
	- bevordert circulatie van bloed, energie en lymfe	
	- kalmerend punt. wind en hitte	
	- bedroefdheid.	

Het drukpunt Dikke darm 19

Dit is een belangrijk drukpunt om rimpels te vervagen en te vertragen.

Nederlandse naam:	Chinese naam:	Vertaling:
- Dikke darm 19	- Holiao	- Mondgleuf
- locatie	- ½ cun lateraal van Dumo 26	
- lokale huidrelatie	- rimpels op de bovenlip	
- huidrelatie	- facelift effect, rimpelvorming / menopauze	
- therapierelatie	- bloedneus, hooikoorts.	

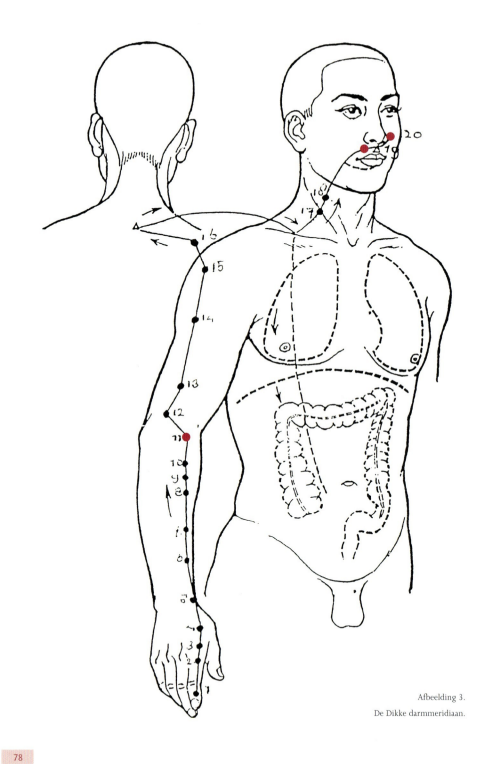

Afbeelding 3.
De Dikke darmmeridiaan.

Het drukpunt Dikke darm 20

Het belangrijkste drukpunt voor de huid in het gezicht is Dikke darm 20.
Dit drukpunt heeft een dubbele functie, het is tevens een extra Maagpunt.

Nederlandse naam:	Chinese naam:	Vertaling:
- Dikke darm 20	- Yingxiang	- Welkomstgeur / welkome zoete geur, ontvanger van de reuk
- locatie	- in de neuslippenplooi ter hoogte van het midden van de neusvleugel	
- functie	- extra Maag drukpunt	
	- VIP punt voor de huidverzorging	
- lokale huidrelatie	- koortslip, rimpelvorming en verwijde bloedvaatjes	
- huidrelatie	- acne, alle huidproblemen en huidpathologie	
	- allergische huidreacties, jeuk	
	- eczeemvormen, herpes	
	- huidinfecties en ontstekingen	
	- mondrimpels	
- therapierelatie	- aangezichtspijnen	
	- hooikoorts, neusverstopping, verkoudheid	
	- reuk- en smaakzinverstoringen.	

5.4 Relatieschema Longen en Dikke darm

Huidfunctie:	Beschermen	- Weichi / afweerenergie
	Bevochtigen	- hydrateren
	Elimineren	- uitscheiden
	Transpiratie	- openen en sluiten poriën
	Verwarmen	
Huidreactie:	Acne / huiduitslag	- verspreidt
	Allergie	- exogeen
	Droogte	- klimaat invloed
	Droog eczeem	- droge, vochtarme huid
	Huidconditie	- huidstructuur
	Huidfuncties	- huidpathologie
	Oedeem	- bovenlichaam / vochtwallen
Circulatie:	Bloed	- zuurstofarm / zuurstofrijk
	Energie	- meridianen
	Lichaamsvochten	- lymfe / slijm / zweet
	Zuurstof	- gassen
Meridianen:	Miltpancreas	- Maag
Zintuigen +	Ademsfeer	- energie
Overige:	Huid	- opperhuid
	Hoofdhaar	- lichaamshaar
	Keel	- stem
	Neus	- slijmvliezen
Huidskleur:	Bleek / wit	- blauwzucht
Emoties:	Depressief	- verdriet / nerveuze vermoeidheid
	Stoffelijke ziel	- Po
Aromatherapie:	Amandelolie	- cipres / mirte / niaouli / sandelhout
		- scharlei / teatree / wierook
Voeding:	Wit / gekruid, pikant — scherpe smaak	
	Bloemkool — mierikswortel — witlofsalade	

6

Milt en
Maag relaties

Miltpancreas

De meridianen van de Milt en de Maag hebben te maken met de functie van inname en vertering van het voedsel dat ons lichaam voedt. De Milt is de constante leverancier van voedingsenergie, de haard waar het lichaam om heen schaart, om zich te vernieuwen en te verwarmen. Zoals de Longen alle energie uit de zuivere lucht haalt, is de Milt de bron van alle energie uit de voeding.

De functies van de Milt en de Maag vormen de functiekring Milt pancreas. De Milt wordt dus vaak Miltpancreas genoemd als indicatie van zijn grote scala aan functies. De Miltmeridiaan, die dus feitelijk mede gebaseerd is op de alvleesklier, omvat tevens de functie van alle organen die spijsverteringsenzymen uitscheiden.

Vocht

De Milt houdt van droogte daarom is ze gevoelig voor vocht. In westerse termen betekent dit:

✦ in een vochtig huis wonen, leven in een vochtige omgeving
✦ in regenachtig weer lopen
✦ dragen van natte kleding na het sporten
✦ zitten op vochtige oppervlakten.

De Chinezen gebruiken vaak de term damp in plaats van vocht, een term die we kunnen vertalen als mist.

Vocht wil dus eigenlijk zeggen niet het water zelf maar het vocht in de lucht en de fijne deeltjes die er in rond zwerven. Wij ervaren dat als een klam en zweterig gevoel op de huid.

Als de vloeistoffen tijdens de spijsvertering niet op de juiste manier worden verwerkt, kunnen ze in de lichaamweefsels achterblijven in de vorm van oedeem of huidwaterzucht.

De symptomen die we dan tegen komen zijn onder andere:

+ allerlei vormen van natte huidaandoeningen zoals:
  * acuut nat eczeem, vochtige huiduitslag
  * impetigo
  * vochtblaasjes rondom de mond
+ oedeemvormen vooral op de buik, de oogleden en de ledematen
+ vorming van zachte bulten of knobbels onder de huid
+ diverse schimmelinfecties
+ bleke, vaalgele gelaatskleur
+ droge, ruwe huid vooral op de handen en de voeten zoals kloofjes op de vingers en de hakken.

Bindweefsel

De Milt is het grootste lymfvat. Hierdoor behoort de afweerfunctie ook tot zijn activiteiten. Ophoping van vocht kan ook leiden tot opgezwollen lymfeklieren ten gevolge van huidinfecties door stofwisselingsslakken in het bindweefsel. De Milt relatie met het bindweefsel is dat beide een verbindende structuur zijn in het lichaam. Het aangaan van verbindingen en relaties wordt gesymboliseerd door het bindweefsel. Dit weefsel heeft een heel zuiverend en reinigend vermogen.

De dikke vloeistoffen behorende bij de gewrichten en het bindweefsel vallen onder directe controle van het Milt en Maagsysteem. Bij vochtwallen boven de ogen bevindt zich de vochtophoping tussen de bindweefselvliezen. De bindweefselconditie staat zowel in direct contact met de werking van de schildklier als met de conditie van de Milt en de Maag. Huidproblemen met een bindweefselzwakte zoals panniculose en striae zijn te behandelen vanuit dit energiesysteem en zijn relaties. Als deze panniculose zich bevindt op de binnenzijde en de voorzijde van de benen, dan kunnen we ook de oorzaken van deze huidproblemen aflezen aan de hand van het verloop van de Milt en de Maagmeridianen.

Oorzaken van panniculose ter hoogte van de Miltmeridiaan op de benen zijn:

+ een slechte doorbloeding, zwakkere bloedvaten
+ hormonale invloeden vooral vanuit de schilklier in verband met zijn relatie met de bindweefselconditie
+ zwakke energie, lymfe en vochtcirculatie.

Verwijde bloedvaatjes - erytheem

De Milt beheerst het bloed, houdt het bloed op de juiste plaats. Met andere woorden: de Milt controleert het bloed, ze zorgt voor de aanmaak van bloed en dat het binnen de vaten blijft stromen. De energie van de Milt verbindt of omhult het bloed als een dam waar binnen het bloed moet stromen zodat de bloedvaten niet kunnen doorschemeren naar de periferie.

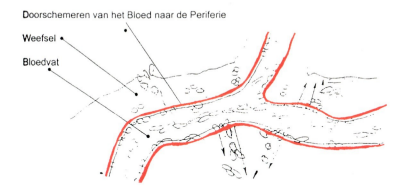

Afbeelding 1. Miltenergie vormt een energetische dam.

Een tekort aan energie in de Milt leidt tot het weglekken van het bloed uit de vaten. De vaatwanden worden fragiel en ze worden doorlaatbaar. Het bloed kan dan stuurloos gaan bewegen omdat de elasticiteit en de tonus van de vaatwanden zwak is. We kunnen de volgende symptomen herkennen:
+ allerlei vormen van verwijde bloedvaatjes zoals teleangiëctasieën, spinnaevi en petechiae
+ spataderen
+ snel en gemakkelijk ontstaan van blauwe plekken
+ onderhuidse bloedingen, spontane bloeduitstortingen
+ bloedvatpathologie: winterhanden/voeten
+ slecht doorbloede huid.
Onder erytheem verstaan we iedere vorm van roodheid die zich zowel lokaal als verspreid kan voordoen. Erytheem is altijd het gevolg van een verstoring in het evenwicht tussen energie en het bloed in de periferie.

Wanneer de wanden van de fijne weefselbloedvaten in de huid hun elasticiteit hebben verloren, zodat ze blijvend verwijd en daardoor voortdurend met bloed zijn gevuld, spreken we van teleangiëctasieën.

De meest algemene oorzaak van teleangiëctasieën is degeneratie van het bindweefsel van de bloedvaten waardoor ze hun elasticiteit verliezen. De aangedane plaatsen op de huid zijn gerelateerd aan de locaties van de Milt en de Maagmeridiaan.

Mond en lippen

De Milt openbaart zich in de mond, ze weerspiegelt haar gezondheid in de lippen. De glans van de Milt vertoont zich in de glans van de lippen. Dat uit zich in de volgende relaties:

+ droge gesprongen, geschilferde lippen
+ droge, geïrriteerde mondhoeken, als hier wondjes of zweertjes zijn dan is meestal ook de maagwand of de pancreas ontstoken of geïrriteerd
+ bleke of paarse lippen ten gevolge van bloedstagnatie en/of koude
+ koortslip in relatie met het Milt en Maag afweersysteem en de lymfe
+ oedeem van de lippen ten gevolge van intolerantie vanuit de spijsvertering
+ geen of weinig speeksel met als gevolg een droge, plakkerige mond
+ tandvleesproblemen zoals aften en tandenknarsen.

6.1   De Milt drukpunten

Het drukpunt Milt 6 is een belangrijk circulatiepunt van alle lichaamsvloeistoffen inclusief het bloed.

Nederlandse naam:	Chinese naam:	Vertaling:
- Milt 6	- Sanyinyiao	- Drie Yinpunt, drie vrouwen bij elkaar
- locatie	- 3 cun boven de binnenenkel aan de achterrand van het scheenbeen	
- functie	- circulatiepunt, versterkt de Milt en elimineert vocht	
- lokale huidrelatie	- wintervoeten	
- huidrelatie	- bloed, energie en vochtcirculatie met betrekking tot oedeem	
	- huidpathologie, eczeem, jeuk	
	- panniculose	
	- emotionele huidreacties	
- therapierelatie	- alle pijnklachten vooral in de voortplantingsorganen	
	- reguleert de bevalling en de menstruatie	
- contra indicatie	- niet tijdens zwangerschap masseren.	

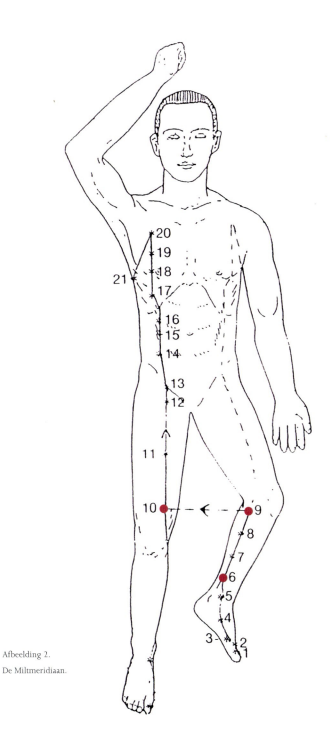

Afbeelding 2.
De Miltmeridiaan.

Het drukpunt Milt 9

Dit drukpunt heeft een directe relatie met de circulatie van vocht.

Nederlandse naam:	Chinese naam:	Vertaling:
- Milt 9	- Yinlingquan	- Bron in de schaduwrijke wal, schaduwzijde van de berg, Yin bergvijver
- locatie	- 13 cun boven de binnenenkel tegen het scheenbeen-plateau, onder/opzij van de knieschijf	
- functie	- verdrijft en transformeert vocht	
	- activeert vochtcirculatie, versterkt de Nieren	
- lokale huidrelatie	- oedeem, droge, vochtarme huid	
- huidrelatie	- stimuleert bloedcirculatie, wondgenezing	
	- herpes, jeuk, wintervoeten	
- therapierelatie	- vochtstagnatie punt, pijnklachten.	

Het drukpunt Milt 10

Het drukpunt Milt 10 is een belangrijk bloedpunt voor de huidconditie.

Nederlandse naam:	Chinese naam:	Vertaling:
- Milt 10	- Xuehai	- Zee van bloed
- locatie	- 2 ½ cun boven de knieschijf op de spierbundel	
- functie	- bloedpunt en huidconditiepunt	
- lokale huidrelatie	- panniculose, verwijde bloedvaatjes	
- huidrelatie	- alle acute huidproblemen met veel jeuk en roodheid	
	- alle huidaandoeningen die acuut optreden	
	- chronische acne, eczemen, netelroos, psoriasis	
	- oedeem, droge, vochtarme huid	
	- stimuleert bloed, energie en lymfecirculatie	
- therapierelatie	- alle bloedcirculatieverstoringen	
	- alle menstruatieverstoringen	
	- koelend effect bij hitte in het bloed	
	- reguleert de circulatie van de energie uit de voeding.	

6.2   De Maagdrukpunten

De Maag is het belangrijkste Yangorgaan en tevens het sterkste orgaan van de mens. Het kan veel incasseren, het duurt lang voordat er zich tekenen van ziekte manifesteren. Ze beschermt ons tegen inwendige ziekten teza-men met de Dikke darmfuncties.

De Maag versterken wil eigenlijk zeggen dat we alle andere organen ook versterken. Bij lichamelijke vermoeidheid wordt de toestand van de Maag het best weerspiegeld door de lippen, de spieren en de oogleden.

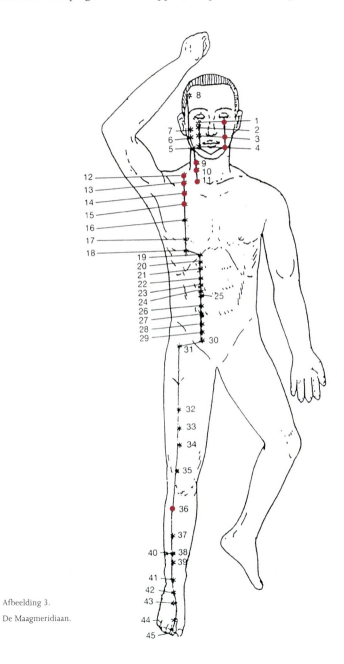

Afbeelding 3.
De Maagmeridiaan.

Het drukpunt Maag 1

Het beginpunt van de Maagmeridiaan ligt op de oogkringspier.

Nederlandse naam:	Chinese naam:	Vertaling:
- Maag 1	- Chengchi	- Tranenreservoir
- locatie	- holte op het midden van de onderste oogkasrand	
- lokale huidrelatie	- rimpelvorming	
- huidrelatie	- ooghuidverzorging	
- therapierelatie	- aangezichtspijnen, oogklachten.	

Het drukpunt Maag 3

Dit drukpunt is een circulatiepunt voor de doorstroming in het gezicht.

Nederlandse naam:	Chinese naam:	Vertaling:
- Maag 3	- Juliao	- Grote gleuf, groot bot, schoonheid van het gezicht
- locatie	- onder Maag 1 ter hoogte van Dikke darm 20	
- lokale huidrelatie	- facelift, overgevoelige huid, roodheid	
- huidrelatie	- gevoelige huidtypen, rimpelvorming	
- therapierelatie	- aangezichtspijnen, opent de ogen en de sinusholten	
	- ontspant de gezichtspieren.	

Het drukpunt Maag 4

Het drukpunt Maag 4 is een belangrijk punt voor alle vormen van uitslag om de mond.

Nederlandse naam:	Chinese naam:	Vertaling:
- Maag 4	- Dicang	- Graanschuur van de aarde, ondersteunende voeding
- locatie	- ½ cun opzij van de mondhoek	
- functie	- zet de meridiaan in beweging	
- lokale huidrelatie	- uitslag om de mond	
- huidrelatie	- acne/huiduitslag, koortslip, roodheid	
	- mondrimpels, vochtbalans	
- therapierelatie	- aangezichtspijnen en ontstekingen	
	- speekselproductie en speekselafscheiding.	

De drukpunten Maag 9, Maag 10 en Maag 11

De Maagmeridiaan loopt in de hals nauw gelegen naast de schildklier. Een halsmassage op deze meridiaan zal zeker een reactie uitlokken van het schildklierhormoon thyroxine. Als dit hormoon in de bloedbaan komt houdt het de huid zacht, soepel en enigszins transparant. Het verstevigt het weefsel zodat de wangen en de hals niet verslappen en de lippen vol en stevig blijven. Drukpunten die direct gerelateerd zijn aan de werking van de schildklier zijn Maag 9, Maag 10 en Maag 11.

Nederlandse naam:	Chinese naam:	Vertaling:
- Maag 9	- Renying	- Menselijk welkom
- locatie	- aan de voorzijde van de borstbeensleutelbeen- tepelspier ter hoogte van de halsslagader	
- lokale huidrelatie	- halsrimpels, hormoonpunt: schildklier	
- huidrelatie	- hormonen, jeuk, oedeem	
- therapierelatie	- keelpijnen, schildklierproblemen.	

Nederlandse naam:	Chinese naam:	Vertaling:
- Maag 10	- Shuitu	- Waterpoort / project
- locatie	- aan de voorzijde van de borstbeensleutelbeen- tepelspier ter hoogte van de adamsappel	
- lokale huidrelatie	- halsrimpels, hormoonpunt: schildklier	
- huidrelatie	- hormonen, jeuk	
- therapierelatie	- schildklierproblemen.	

Nederlandse naam:	Chinese naam:	Vertaling:
- Maag 11	- Qishe	- Energiekamer
- locatie	- aan de achterzijde van de borstbeensleutelbeentepelspier boven het sleutelbeen in het hoekje tussen de spierkoppen	
- functie	- energie regulatie	
- lokale huidrelatie	- halsrimpels, hormoonpunt: schildklier	
- huidrelatie	- hormonen, jeuk	
- therapierelatie	- lokale pijnen en krampen - schildklierproblemen.	

De drukpunten Maag 12, Maag 13, Maag 14 en Maag 15

Een groepje belangrijke Maag drukpunten bij diverse vormen van acne en huidpathologie zijn Maag 12, Maag 13, Maag 14 en Maag 15.

Nederlandse naam:	Chinese naam:	Vertaling:
- Maag 12	- Quefen	- Gebroken / lege schaal, verbroken stroomgebied
- locatie	- 4 cun uit het midden, op het midden van het schoudergewricht ter hoogte van de tepellijn	
- huidrelatie	- chronische acne, winterhanden / voeten.	

Nederlandse naam:	Chinese naam:	Vertaling:
- Maag 13	- Qihu	- Energiedeur
- locatie	- aan de onderrand van het sleutelbeen, 4 cun uit het midden op de tepellijn	
- huidrelatie	- alle acnevormen, eczemen, jeuk	
- therapierelatie	- energie regulatie, longklachten	
	- brandend maagzuur.	

Nederlandse naam:	Chinese naam:	Vertaling:
- Maag 14	- Kufang	- Schatkamer, pakhuis
- locatie	- op de tepellijn, 4 cun uit het midden ter hoogte van de eerste tussenribsruimte	
- huidrelatie	- alle huidpathologie vooral eczemen bij kinderen	
	- acne, netelroos, jeuk, allergische huidreacties	
	- vitiligo ten gevolge van shock	
	- impetigo, herpes, psoriasis.	

Nederlandse naam:	Chinese naam:	Vertaling:
- Maag 15	- Wuyi	- Kamer van de bron
- locatie	- zie Maag 14, ter hoogte van de tweede tussenribsruimte	
- huidrelatie	- chronische acne	
	- allergische/overgevoelige huidreacties, jeuk	
	- oedeem vooral op de ledematen, psoriasis.	

Het drukpunt Maag 36

Het drukpunt Maag 36 is een belangrijk energie herstellend punt om bij elke disbalans in te zetten.

Nederlandse naam:	Chinese naam:	Vertaling:
- Maag 36	- Zusanli	- Driemijlpunt, Goddelijke rust
- locatie	- 3 cun onder de gewrichtsspleet tussen de kopjes van het scheenbeen en het kuitbeen	
- functie	- circulatiepunt	
- huidrelatie	- alle acnevormen, eczemen, jeuk	
	- herpes, psoriasis, panniculose	
	- wintervoeten	
	- alle circulatieverstoringen van het bloed, hormonen, lymfe en vocht	
- therapierelatie	- alle emotionele problemen / klachten	
	- alle pijnklachten vooral van de darmen	
	- reguleert de Milt en de Maagfuncties	
	- verdrijft koude, vocht en wind	
	- slijmoplossend.	

Chinese soldaten stopten bij een mars van drie mijl om Maag 36 te masseren om zodoende nieuwe energie op te doen, vandaar de naam driemijlpunt.

6.3   Relatieschema Milt en Maag

Huidfunctie:	Beschermen	- lymfe
	Transportatie	- voeding en bloed
	Transformatie	- voeding en energie
	Verwijde bloedvaatjes	- teleangiëctasiën
Huidreactie:	Acne / huiduitslag	- omgeving mond/wangen
	Nat, vochtigheid	- klimaat invloed
	Nat eczeem	- vochtige uitslag
	Oedeem	- buik, oogleden en ledematen
	Ruwe, vochtarme huid	- kloofjes handen en voeten
	Schimmels	- damp, mist, vocht
Circulatie:	Bloed	- aanmaak
	Energie	- voeding
	Hormonen	- alvleesklier, schildklier
	Lichaamsvochten	- lymfe, speeksel
Meridianen:	Longen	- Dikke darm
Zintuigen +	Alvleesklier/pancreas	- diabetici
Overige:	Bindweefsel	- lederhuid
	Ledematen	- huidproblemen
	Mond en lippen	- kleur en vochtigheid
	Spieren	- voedend aspect
Huidskleur:	Geel/oranje	- geelzucht
Emoties:	Piekeren	- melancholisch, zorgelijk
	Denken	- intellect, verstand
Aromatherapie:	Avocado, druivenpit en hazelnootolie	
	Citroen / benzoë / engelwortel / helicryse / marjolein /	
	Mandarijn / mirre / patchouli / vetivert	
Voeding:	Geel/oranje — zoetige smaak	
	Ananas — geelwortel — gember — wortelen	

Hart en
Dunne darm relaties
Hartconstrictor en
Driewarmer relaties

Inleiding

Theoretisch behoren het Hartconstrictor en Driewarmersysteem bij het koppel van het Hart en Dunne darmsysteem. Hoewel ze in de theorie vaak tezamen worden benoemd, in de praktijk zijn het aparte meridianen met een eigen verloop en visie.

Het Hart is eindverantwoordelijk voor de circulatie van het bloed en de bloedvaten. Eindverantwoordelijk omdat deze functie wordt gedeeld met de Hartconstrictor. De Hartconstrictor wordt gezien als het actieve mechanisme van het Hart. Hij is de assistent van de pompende werking van het Hart door het samen te trekken. De benaming constrictor dekt deze functie volledig. De Hartconstrictor heeft vele vergelijkbare functies met het Hart hoewel ze meer secundair van belang zijn.

Soms wordt de Hartconstrictor Hartbeschermer of pericard genoemd naar het beschermende buitenste vlies dat het Hart omhult. Dit vlies vormt samen met de diepe bloedvaten de fysieke structuur waarmee de meridiaan verbonden is.

De Hartconstrictor heeft dus een beschermende functie voor het Hart terwijl de Driewarmer zorg draagt dat de vloeistoffen in iedere hoek van het lichaam worden gebracht. Samengevat kan men zeggen dat het Hartconstrictor en Driewarmersysteem het beste te vangen is met de termen bescherming en circulatie.

Bloed en bloedvaten

Het Hart heerst over de organen, controleert levensprocessen, reguleert de bloedsomloop en coördineert de werking van de andere organen. Het Hart controleert het bloed en circuleert zijn verwarmende vuur door het netwerk van bloedvaten en haarvaten in het lichaam.

Als het Hart juist functioneert stroomt het bloed vloeiend. Een harmonisch vloeiende en voortdurende circulatie van bloed is afhankelijk van de energie in het Hart. Zo zijn het Hart, het bloed en de bloedvaten alle drie betrokken bij één gemeenschappelijke functie. Ook de Hartconstrictor vult via een coördinerende werking de functie van het Hart aan. In die rol is de Hartconstrictor meer verbonden met de centrale kleine bloedsomloop. De Hartconstrictor hangt nauw samen met de emotionele toestand omdat hij het Hart helpt in de feitelijke centrale circulatie. Dat omvat niet alleen het Hart en pericard, maar ook de grote bloedbanen en lymfebanen. De Hartconstrictor voert de wil van het Hart uit en houdt zich bezig met het bloedtransport dat de voedingsstoffenverdeling aangaat, daardoor kan de Hartconstrictor ieder orgaan afremmen of stimuleren.

Gelaatskleur

Invloeden vanuit de Hartenergie op de veranderende gelaatskleur zijn:
+ allerlei emotionele invloeden op de huid zoals stress en nerveuze reacties
+ verstoringen in de bloedcirculatie, slechte doorbloeding
+ opmerkelijke rode, witte of paarse verkleuring van de huid
+ verwijde bloedvaatjes.

De toestand van het Hart in relatie tot de gelaatskleur hangt voor een groot deel af van de bloedcirculatie. Als de conditie van het bloed en de circulatie goed zijn, dan zal de huid zacht en soepel aanvoelen.

De glans van het Hart weerspiegelt zich in het gezicht. Als het Hart sterk is en als er voldoende bloed is dan heeft men een gezonde, glanzende en rozige gelaatskleur. Omgekeerd zien we dat de uitstraling van ons gezicht, de toestand van ons Hart weerspiegelt. De algehele vochtigheid en kleur van het gezicht, de elasticiteit en de lichtheid, is een weerspiegeling van de kwaliteit van het Bloed van het Hart en de bloedsomloop.

Is het Hart zwak en is er te weinig bloed dan zien we geen glans.

Onderstaande voorbeelden geven een aantal verkleuringen weer van het gezicht in relatie tot de functies van het Hart.

+ Hart bloed tekort — *bleekheid, bleekwit gezicht en bleke oogleden.*
+ Hart energie tekort — *bleke gelaatskleur, glanzend wit gezicht.*
+ Hart Yang tekort — *grijs grauwe gelaatskleur, bleke of paarse lippen.*
+ Hart Yin tekort — *rode blosjes op de wangen.*
+ Hart vuur — *rood en warm gezicht en diverse vormen van uitslag zoals mondzweertjes in de mondhoeken of stressacne op het voorhoofd vlak voor een belangrijk examen.*
+ Bloedstagnatie — *blauwachtig, donker gezicht en cyanosis van de lippen en/of de nagels.*
+ Emoties — *een rode gezichtshuid bij verlegenheid.*

Snel blozen wordt veroorzaakt wanneer het Hart te gemakkelijk op een emotionele stimulus reageert. Een rood wordende huid heeft een stoplichtfunctie. Het kan een signaal zijn van een tekort of een teveel aan bloed, energie, hormonen, lymfe of andere vochten. Net zoals het dashboardlampje in de auto rood gaat worden als de olie of het water in de motor opraakt, zo geeft de huid ook signalen af op een tekort in het lichaam.

Transpiratie

Het Hart regeert het bloed die een uitwisselingsrelatie heeft met de lichaamsvloeistoffen. Elke toestand die met het Hart te maken heeft kan vergezeld gaan met transpiratie. Zweten dat met het Hart te maken heeft ontstaat ten gevolge van emotionele onrust of nervositeit. Het gaat hier niet om het algemene zweetproces zoals dat voorkomt bij het Longsysteem.

Natte handpalmen zijn het klassieke voorbeeld waarbij zowel het Hart als de Longen betrokken kunnen zijn. Transpiratie vanuit de Hartenergie kan ook de oksels en de voeten treffen. Andere voorbeelden zijn:

+ spontaan zweten bij een te kort aan energie in het Hart.
+ nachtzweten met hete handpalmen en voetzolen zien we bij een tekort aan Yinenergie bij het Hart.

Verwijde bloedvaatjes

Het vernauwen en verwijden van de bloedvaten geschiedt mede onder invloed van het Hart en de emoties. Ze regelt de polsslag omdat ze het bloed door de aderen laat stromen. Ook de polsslag staat sterk onder invloed van diverse emoties. Deze regelen of er naarmate meer of minder bloed nodig is. Bij deze functie helpt het Hart de Miltfunctie bij de bescherming tegen het ontstaan van verwijde bloedvaatjes. De energie van de Milt speelt hierbij een primaire rol. Het rood worden van schaamte of het bleek worden van schrik vallen onder deze functie.

Emoties

Een belangrijk verband tussen het Hart en de Dunne darm ligt in de circulatie in de buik. Bij diverse emoties en vooral bij een shocksituatie verzamelt er zich een grote hoeveelheid bloed in de buikholte. Dit is een natuurlijke reactie om mogelijk bloedverlies op te vangen. Shock is psychologisch verbonden met een bloedstagnatie in de buik, wanneer het in geval van letsel aan een ledemaat, zich terugtrekt naar de vitale organen. Het omgekeerde doet zich voor in de sauna. Dan trekt het bloed weg uit de organen en stroomt het naar de oppervlakte, naar de periferie.

Een van de belangrijkste taken van de Hartconstrictor is om het Hart tegen letsel te beschermen. Dat kunnen externe pathogene factoren zijn of emotionele schokken of trauma's. De Hartconstrictor doet dit door het Hart met zijn energie te doordringen en te omhullen zodat het een soort van energetische buffer rond het Hart vormt. Wanneer het bloed en de Hartenergie harmonisch aanwezig zijn voeden zij de emotionele balans. Het Hart leidt de functies, de emoties en het bewustzijn van het gehele lichaam. Het draagt zorg voor een balans in:

+ de mentale activiteiten
+ de persoonlijkheid
+ het bewustzijn
+ het geheugen en de logica bij het denken
+ een goede nachtrust.

Omdat het Hart de bron van emotionele harmonie vormt ervaren wij via het Hart warmte en tederheid. Zoals het hart altijd symbool van liefde is geweest, is deze het orgaan van liefde en genegenheid. Ze is zowel de ontvanger als de schenker van emotionele warmte.

Het enthousiasme en de spontaniteit die worden gereflecteerd wanneer het Hart in harmonie is, worden bij stress een gevoel van onrust en zenuwachtigheid. Bovendien kan de natuurlijke ontvankelijkheid en hartstocht van het Hartsysteem, als deze uit balans is, resulteren in een individu die gemakkelijk opgewonden en snel gekwetst raakt.

7.1 De Hart drukpunten

Het drukpunt Hart 5

Er zijn diverse emotiepunten, het drukpunt Hart 5 heeft deze bagage.

Nederlandse naam:	Chinese naam:	Vertaling:
- Hart 5	- Tongli	- Innerlijke verbinding, inwendige communicatie
- locatie	- 1 cun boven Hart 7	
- functie	- emotiepunt: shock en acute problemen	
- lokale huidrelatie	- eczemen	
- huidrelatie	- acuut eczeem, droge huid, emotionele huidreacties	
- therapierelatie	- reguleert Hartenergie bij hartritmestoornissen	
	- vermindert warmte in het hoofd veroorzaakt door mentale irritaties.	

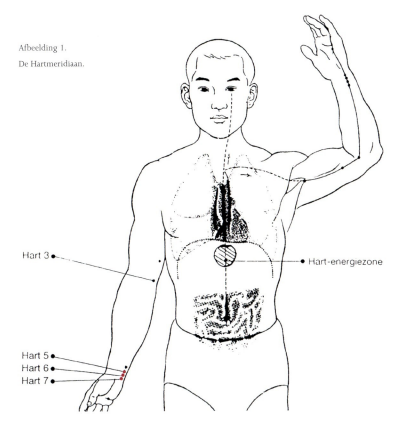

Afbeelding 1.
De Hartmeridiaan.

Hart 3

Hart-energiezone

Hart 5
Hart 6
Hart 7

Het drukpunt Hart 6

Het drukpunt Hart 6 is een transpiratiepunt.

Nederlandse naam:	Chinese naam:	Vertaling:
- Hart 6	- Yinxi	- Yin accumulatie
- locatie	- ½ cun boven Hart 7	
- functie	- stagnatie en transpiratiepunt	
- huidrelatie	- hormonen, vochtbalans: transpiratie	
- therapierelatie	- het stopt het zweten bij nachtzweten	
	- koelt de hitte in het Hart, hysterie	
	- versterkt de Yinenergie in het Hart.	

Het drukpunt Hart 7

Hart 7 is het belangrijkste drukpunt om het Hart en het lichaam te 're-setten' en om de geest te kalmeren, wanneer er een duidelijke disbalans aanwezig is.

Nederlandse naam:	Chinese naam:	Vertaling:
- Hart 7	- Shenmen	- Deur/poort van de geest, Goddelijke poort
- locatie	- op de polsplooi tussen de ellepijp en het erwtvormig been, in de holte radiaal van de pees van de ellepijp-zijdige handwortel buigende spier	
- functie	- emotiepunt bij stress	
- lokale huidrelatie	- eczemen, winterhanden	
- huidrelatie	- alle acnevormen, eczeem, lymfecirculatie	
	- emotionele huidreacties, panniculose	
- therapierelatie	- versterkt alle tekorten in de Hartenergie	
	- alle emotionele en lokale pijnklachten	
	- kalmeert hysterie, excessief dromen	
	- slaperigheid, verwijdert bloedstagnatie.	

7.2   De Dunne darm drukpunten

Het drukpunt Dunne darm 18

Nederlandse naam:	Chinese naam	Vertaling:
- Dunne darm 18	- Quanliao	- Jukbooggleuf, zygomaspleet
- locatie	- in de holte aan de onderrand van het jukbeen naast Maag 3, direct onder de buitenhoek van het oog.	
- functie	- pijn kalmerend punt	
- lokale huidrelatie	- roodheid, overgevoelige huid	
- huidrelatie	- erytheem, rimpels en vochtwallen	
- therapierelatie	- verlicht pijnen, heeft Driewarmer relatie: emoties en vochtbalans.	

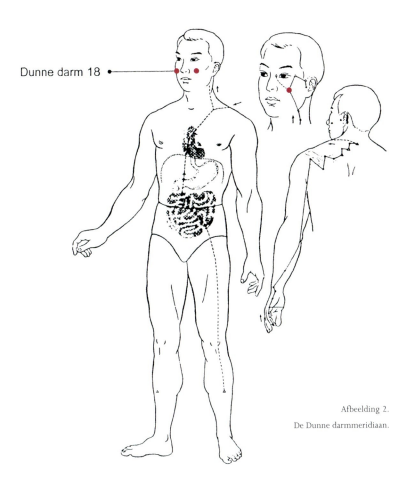

Dunne darm 18

Afbeelding 2.
De Dunne darmmeridiaan.

7.3   De Hartconstrictor drukpunten

Er bestaat een directe anatomische verbinding tussen de thymusklier en het pericard, de Hartconstrictor.
Dit komt tot uiting bij de T-lymfocyten en het afweersysteem. Deze verbinding geeft aan dat de Hartconstrictor een nauwe relatie heeft met de circulatie van lymfe en de bescherming in ons lichaam.

Het drukpunt Hartconstrictor 6.
Hartconstrictor 6 is een belangrijk punt voor alle acute klachten.

Nederlandse naam:	Chinese naam:	Vertaling:
- Hartconstrictor 6	- Neiguan	- Binnenpoort, innerlijk verbond
- locatie	- 2 cun boven de polsplooi, boven Hartconstrictor 7	
- functie:	- alle acute verstoringen	
- huidrelatie	- acute emotionele huidreacties	
	- acne, hormonen, psoriasis	
- therapierelatie	- emotiepunt, shock, reguleert Hartenergie	
	- ontspant diafragma, acute maagklachten	
	- verbindingspunt met de Driewarmer.	

Het drukpunt Hartconstrictor 7

Nederlandse naam:	Chinese naam:	Vertaling:
- Hartconstrictor 7	- Daling	- Grote heuvel
- locatie	- in de holte in het midden van de polsplooi tussen de pezen van de lange palmspier en de spaakbeenzijdige handwortel buigende spier	
- functie	- energiepunt	
- lokale huidrelatie	- eczemen	
- huidrelatie	- eczemen, huidinfecties/ontstekingen, psoriasis,	
	- lymfecirculatie, uitslag om de mond	
- therapierelatie	- emotioneel evenwicht en spirituele rust.	

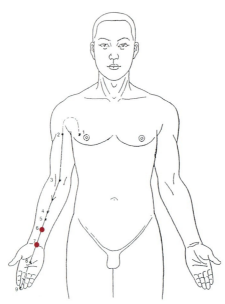

Afbeelding 3.
De Hartconstrictormeridiaan.

De Driewarmer

De Driewarmer vertegenwoordigt een functie in plaats van een orgaan, verscheidene functies zelfs. Er worden zoveel eigenschappen aan de Driewarmer toegeschreven dat het moeilijk is om een compleet beeld te vormen. Doordat hij zoveel functies heeft valt hij onder de Yangmeridianen. De Driewarmer is dus geen orgaan maar een verzameling van functies en hij heeft geen substanties. Men moet de Driewarmer niet opvatten als een apart orgaan maar als een verbindende factor die van alle organen een samenhangend systeem maakt.

Afbeelding. 4.

Het Driewarmersysteem.

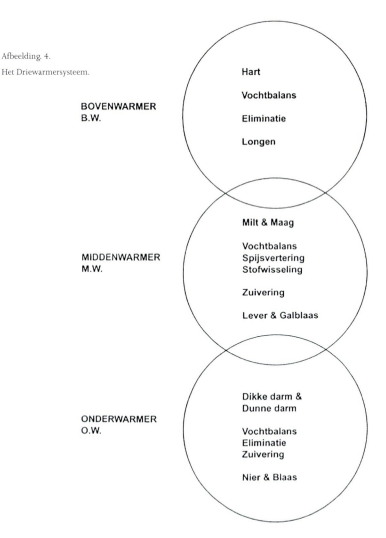

BOVENWARMER
B.W.

Hart

Vochtbalans

Eliminatie

Longen

MIDDENWARMER
M.W.

Milt & Maag

Vochtbalans
Spijsvertering
Stofwisseling

Zuivering

Lever & Galblaas

ONDERWARMER
O.W.

Dikke darm &
Dunne darm

Vochtbalans
Eliminatie
Zuivering

Nier & Blaas

De Driewarmer is een verzamelnaam van het functionele aspect van alle meridianen. Het is de functionele verbinding tussen de verschillende organen die de energie en de vloeistoffen in het lichaam coördineren en reguleren.

De Driewarmer bewerkstelligt de harmonie tussen de functies van de bovenzijde, het middengedeelte en de onderzijde van het lichaam. Zijn energie zorgt voor de transformatie en regulatie van de lichaamsvloeistoffen in de verschillende lichaamsdelen. Hierbij werkt hij samen met de Longen, de Milt en de Nieren. Hij vormt een pad waarlangs de energie van de Nieren de andere meridianen kan bereiken. Hij verwarmt en beschermt de buitenzijde van het lichaam.

In tegenstelling tot de Hartconstrictor die zich met de centrale circulatie bezig houdt, beheerst de Driewarmer de perifere circulatie en lymfestroom. Dat betekent dat de Driewarmer ook verband houdt met de huid, de slijmvliezen en de vochtige membramen die gevoed worden door het capillair en lymfestelsel. Via de oppervlakkige circulatie en het lymfatisch stelsel staat de Driewarmer in verbinding met de huid. Daardoor heeft de Driewarmer een nauwe relatie met het Longsysteem. Hij beschermt de huid vanaf de binnenzijde, zoals de voering van een jas, als onderdeel van de Wei-energiefuncties. Ze neemt een deel van deze functies over van de Longen, die van het beschermen van het lichaamsoppervlak tegen externe schadelijke invloeden.

Samengevat heeft de Driewarmer drie belangrijke functierelaties met de huid, namelijk:
+ de regulatie van de vochtbalans
+ de emotionele huidreacties
+ de bescherming van de lymfe en de hormoonklieren en vooral de schildklier.

7.4   De Driewarmer drukpunten

Het drukpunt Driewarmer 4

De Driewarmer zorgt dat alle passages open zijn zodat de verschillende soorten energie vrijuit en in de juiste stroomrichting kunnen stromen. Het drukpunt Driewarmer 4 heeft met deze functie een directe relatie.

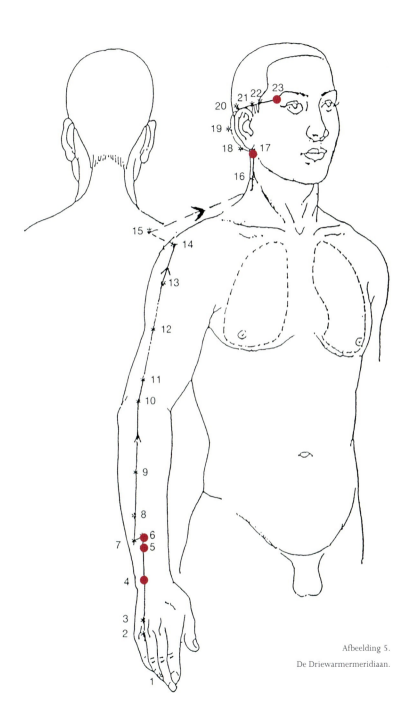

Afbeelding 5.
De Driewarmermeridiaan.

Nederlandse naam:	Chinese naam:	Vertaling:
- Driewarmer 4	- Yangchi	- Actieve beek, Yangreservoir
- locatie	- op de dorsale polsplooi in de holte lateraal van de pees van de vinger strekkende spier: diepste plooi als we de hand naar achter strekken	
- functie	- energiepunt	
- huidrelatie	- algemene huidverzorging, hoofdhaarconditie	
	- huidverkleuringen, pigmentvorming	
	- alle acne vormen, netelroos	
- therapierelatie	- transformeert vloeistoffen en verdrijft vocht	
	- versterkt het bloed en de maag	
	- ontspant de pezen.	

Het drukpunt Driewarmer 5

Nederlandse naam:	Chinese naam:	Vertaling:
- Driewarmer 5	- Waiguan	- Buitenste poort
- locatie	- 2 cun boven Driewarmer 4 tussen het spaakbeen en de ellepijp	
- functie	- acute verstoringen	
- huidrelatie	- algemene huidverzorging, eczemen en herpes: hoofd	
	- emotionele huidreacties, psoriasis	
- therapierelatie	- reguleert en versterkt het gehele lichaam: Weichi	
	- verhoogt de weerstand, versterkt immuunsysteem	
	- verlicht pijnen, oorklachten.	

Het drukpunt Driewarmer 6

Nederlandse naam:	Chinese naam:	Vertaling:
- Driewarmer 6	- Zhigou	- Vertakte sloot
- locatie	- 3 cun boven Driewarmer 4	
- huidrelatie	- alle huidaandoeningen ten gevolge van wind	
	- huiduitslag evenals erythemateuse plekken die komen en gaan en die zich snel veplaatsen	
	- jeuk, netelroos, psoriasis, herpes: flanken / ribben	
- therapierelatie	- huidpijnen, combinatiepunt met Galblaas 31.	

De Driewarmer onderhoudt een energetische relatie met het bindweefsel, die op zijn beurt ook een verbindend geheel vormt. Deze relatie uit zich in de bescherming van het schildklierweefsel. Er is zelfs een diagnosepunt bij de wenkbrauweinden. Als dit punt gevoelig is of als de beharing op de wenkbrauweinden verdwenen is, kan dat een signaal zijn van een verstoring van de schildklier. Onderstaande punten zijn hormoonpunten in relatie met de schildklier.

Het drukpunt Driewarmer 17

Nederlandse naam:	*Chinese naam:*	*Vertaling:*
- Driewarmer 17	- Yifeng	- Windscherm
- locatie	- achter de oorlel in een holte tussen de onderkaak en het tepel uitsteeksel	
- huidrelatie	- hormonen / thyroxine	
	- alle huidproblemen, hoofdhaarconditie	
	- lymfecirculatie, psoriasis	
- therapierelatie	- oog en oorklachten.	

Het drukpunt Driewarmer 23

Nederlandse naam:	*Chinese naam:*	*Vertaling:*
- Driewarmer 23	- Sizhukong	- Hemelse muziek, violen en fluiten, holte samenkomst
- locatie	- in de holte aan het laterale einde van de wenkbrauw	
- functie	- diagnosepunt: schildklierproblemen	
- lokale huidrelatie	- ooghuidverzorging	
- huidrelatie	- oogrimpels / facelift effect	
	- hormonen / thyroxine	
- therapierelatie	- oog- en oorklachten	
	- hoofdpijnen.	

7.5 Relatieschema Hart en Dunne darm
Relatieschema Hartconstrictor en Driewarmer

Huidfunctie:	Beschermen	- lymfe en hormoonklieren
	Emoties	- liefde
	Gelaatskleur	- onder invloed van emoties
	Transpiratie	- idem
	Verwijde bloedvaatjes	- erytheem
	Vochtbalans	- coördinatie
Huidreactie:	Acne / huiduitslag	- stress factor
	Droge huidtypen	- Driewarmer
	Emotionele huidreacties	- huidverkleuring
	Hitte / vuur	- klimaat invloed
	Ontstekingsgevoelige huid	- lymfe
	Overgevoelige huid	- emoties
	Roodheid / warmte	- bloedcirculatie
	Zonneallergie	- klimaat invloed
Circulatie:	Bloed	- doorstroming
	Hormonen	- schildklier
	Lichaamsvochten	- lymfe, transpiratievocht, vocht
Meridianen:	Nieren & Blaas	- Hart & Dunne darm
	Lever & Galblaas	- Hartconstrictor & Driewarmer
Zintuigen +	Bloedvaten	- conditie
Overige:	Lichaamshaar	- conditie
	Lymfevaten	- bescherming
	Tong	- diagnosevorm
Huidskleur:	Rood	
Emoties:	Vreugdevol	- hysterie, manisch
Aromatherapie:	Amandel, druivenpit en walnootolie	
	Jasmijn / lavendel / neroli / petit grain / roos / rozemarijn	
Voeding:	Rood — bittere smaak	
	Cayennepeper — bieten — granaatappel — rode druiven — tomaten	

Nieren en Blaas relaties

Erfelijkheidsfactor - DNA

De Nieren beheersen de essentiële energie door het lichaam, ze vormen de accu van energie. De Nieren zijn de belangrijkste organen om het evenwicht tussen Yin en Yang in ons lichaam veilig te stellen. In ieder orgaan zit zowel een ondersteunend voedend Yinaspect als een activerend Yangaspect. De Nieren in hun grotere betekenis onderhouden de homeostatische balans van de lichaamsvloeistoffen en voorzien alle delen van het lichaam van noodzakelijkheden. Ze helpen het lichaam van ongerechtigheden af en zorgen ervoor dat ieder orgaan de juiste aanvoer voor de stofwisseling krijgt. Tezamen met de Lever reinigen de Nieren het bloed door giftige stoffen te isoleren en te elimineren.

We worden allen geboren met een overgeërfde overlevingsuitrusting, een energiepakket, dat ligt opgeslagen tussen onze Nieren.
De afgepaste hoeveelheid levenskracht is bepalend voor onze groei, zowel fysiek als psychisch. Hoe lang ons leven zal duren en hoe de kwaliteit van ons fysieke bestaan gedurende die tijd zal zijn, hangt af zowel van de kwaliteit van onze uitrusting als de manier waarop we ermee omgaan. Het is van het grootste belang dat we verstandig met deze schat omgaan want ook de kracht om nieuw leven te verwekken ligt in de Nieren besloten. De genetische aanleg en constitutie van een pasgeboren kind zijn ten dele afhankelijk van de sterkte van de Nieren van zijn ouders. Het energiepakket van onze ouders kunnen we alleen verbeteren in kwaliteit niet in kwantiteit. We kunnen wel het terrein van alle energie in het lichaam verbeteren zodat dit energiepakket gespaard blijft en het lichaam efficiënter gevoed kan worden. Deze verbetering is een aanvulling in kracht en kwaliteit, het werkt dus vitaliserend.

Deze aanvulling bestaat vooral uit gezonde voeding vermengd met gezonde lucht en een gezonde levensstijl vol beweging en liefde. Het energiepakket bepaald een derde van onze erfelijkheidsfactor. Dat betekent dat we de overige twee derde kunnen beïnvloeden met een gezonde levensstijl.

Vroegtijdige veroudering heeft een relatie met bepaalde genen en de snelheid waarmee stamcellen zich delen. Als deze deling in een rustig tempo geschiedt dan verloopt onze veroudering ook langzaam. Dit verschilt van persoon tot persoon. Stamcellen vormen in vooral het merg van onze botten een enorme bron van nieuwe cellen. Deze bron is niet onuitputtelijk. Naarmate we ouder worden droogt hij langzaam op met als gevolg dat er steeds minder nieuwe cellen voorradig zijn. Op dat moment slaat de veroudering toe.

Deze veroudering verloopt in een cyclus van zeven jaar bij vrouwen en acht jaar bij mannen. Dat wil zeggen dat onze lichaamscellen zich om de zeven á acht jaar totaal vernieuwen en dat ons lichaam in een nieuwe fase komt.

De erfelijke factor speelt ook een rol bij allergische huidproblemen. Als beide ouders allergisch zijn dan hebben hun kinderen 50 tot 70% kans op een allergie. Is één van de ouders allergisch dan wordt dat percentage teruggebracht bij hun kinderen tot 30%. Zijn geen van beide ouders allergisch dan hebben hun kinderen maar 10% kans op een allergie. Samengevat kan men stellen dat alle erfelijke huid en/of therapeutische klachten terug te koppelen zijn naar de Nieren en de Blaas energie relaties.

De hormoonhuishouding

Alle endocriene klieren hebben een sterke binding met het Nier- en Blaassysteem. De Nieren hebben de sterkste relatie met de hormoonhuishouding in het algemeen en met de bijnieren, de geslachtsklieren en de hypofyse in het bijzonder. Dus bij alle hormonale huidproblemen nemen we altijd de Nier- en Blaasenergie relaties mee in het behandelplan.

De bijnieren zijn gelegen als kapjes op de bovenpool van elke nier. Deze relatie geeft aan dat de Nieren het lichaam beïnvloeden via de hormonale regulatie. Cortisonen hebben dus een belangrijke relatie met de Nieren.

Het drukpunt Blaas 1 en Blaas 60 stimuleren de bijnieren om deze hormonen aan te maken. Uiteraard moeten we dit in kuurverband toepassen daar de hormoonklieren zich niet zo gemakkelijk laten beïnvloeden.
Ook de geslachtsklieren en geslachtsorganen, zowel mannelijk als vrouwelijk, hebben een directe relatie met de Nieren en de Blaasenergie. Het Chinese karakterteken voor de Nier is hetzelfde als voor de geslachtsklier. De productie van oestrogenen kunnen we beïnvloeden, wat zeker belangrijk is ten tijde van de menopauze. Denk bijvoorbeeld aan de rimpels boven de mond die tijdens de menopauze ontstaan ten gevolge van een tekort aan collageen, oestrogenen en vocht.

De waterhuishouding – vochtbalans

De Nieren domineren de waterhuishouding. Als de Nieren in balans zijn controleren ze onder invloed van de hormonen uit de hypofyse het evenwicht tussen enerzijds het water dat uit het lichaam wordt uitgescheiden als urine en anderzijds het water dat in de weefsels achter blijft. De circulatie van water is sterk afhankelijk van de kracht van de Nieren. Is deze kracht zwak en drinken we toch genoeg water dan kan er alsnog oedeem of andere vochtproblemen op de huid ontstaan. Vochtwallen ontstaan onder andere door een tekort aan vocht of een tekort aan kracht om het vocht te laten circuleren door het lichaam. Als gezichtsoedeem geleidelijk ontstaat en als het oedeem verspreid ligt over het gehele lichaam dan is de Nier meestal de zwakste schakel. De Nieren zijn extra gevoelig voor koude; dit zorgt ervoor dat we meer urineren of we houden het water in ons lichaam juist vast.

Niertraining

De hoeveelheid vocht die we nodig hebben verschilt per persoon. Als de nieren te lang droog komen te staan dan is uitdroging het gevolg. De nieren haten in feite droogte. Analoog aan een te droge nier is een nieuwe huishoudspons.

Stel we krijgen acuut vochtwallen onder de ogen. Om de vochtbalans te herstellen gaan we overdag meer water drinken. De eerste reactie zal zijn dat we heel vaak moeten plassen. De nieren moeten wennen aan de nieuwe vochttoevoer, we moeten ze trainen. Want als ze te droog hebben gestaan zijn ze niet gewend aan een regelmatige waterstroom. Net als bij een nieuwe huishoudspons wordt het water niet voldoende geabsorbeerd.

De nieren zullen het overtollige vocht niet meteen kunnen opnemen. Ze zenden het vocht rechtstreeks naar de blaas waar het wordt uitgescheiden. Deze urine is helder van kleur omdat het vocht niet of nauwelijks de weefsels heeft bereikt. Er zitten te weinig afvalstoffen in de urine. Hoe lang het duurt voordat de nieren gewend raken aan de nieuwe hoeveelheid vocht is per persoon verschillend. Soms duurt het een paar weken, soms een paar maanden. Doch er komt een moment dat de nieren het vocht geheel opnemen zodat het zijn werking volledig kan doen in het lichaam. Op dat moment wordt de toiletgang terug gebracht tot normale omstandigheden en zullen de vochtproblemen op de huid tot het verleden gaan horen.

Circulatie schema: lichaamsvloeistoffen

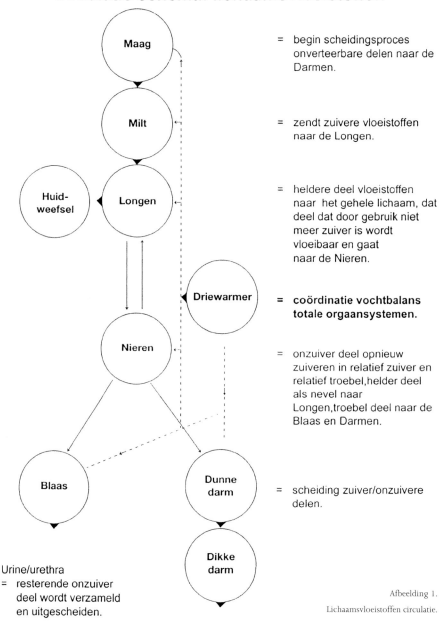

Maag = begin scheidingsproces onverteerbare delen naar de Darmen.

Milt = zendt zuivere vloeistoffen naar de Longen.

Longen = heldere deel vloeistoffen naar het gehele lichaam, dat deel dat door gebruik niet meer zuiver is wordt vloeibaar en gaat naar de Nieren.

Driewarmer = **coördinatie vochtbalans totale orgaansystemen.**

Nieren = onzuiver deel opnieuw zuiveren in relatief zuiver en relatief troebel,helder deel als nevel naar Longen,troebel deel naar de Blaas en Darmen.

Dunne darm = scheiding zuiver/onzuivere delen.

Urine/urethra = resterende onzuiver deel wordt verzameld en uitgescheiden.

Afbeelding 1.
Lichaamsvloeistoffen circulatie.

De oren

De Nierenergie loopt door de oren. Niet alleen monden de Nieren uit in de oren, ze hebben ook de vorm van de oren.

Het linkeroor correspondeert met de linkerNier en wordt de plasNier of waterNier genoemd. De waterhuishouding is meer verbonden met deze linkerzijde. Het rechteroor correspondeert met de rechterNier en wordt de hormoonNier of vuurNier genoemd. De oren vertellen ons dus welke Nier soms meer verstoringen geeft.

Gevoelige, droge, koude of rode warme oren kunnen in relatie worden gebracht met zowel de hormoonhuishouding als de waterhuishouding.

De Nieren hebben evenals de Longen een hekel aan droogte en koude. Als de Nierconditie niet optimaal is zien we onder andere:

+ bleke, koude oren
+ droge, stug aanvoelende oren
+ gevoelige en/of pijnlijke oren
+ oorsuizingen, deze kunnen vaak samengaan met extreem droge huidtypen als signaal van de vochtproblemen
+ rode warme oren, denk hierbij aan de zogenaamde slaapoortjes bij kinderen als ze oververmoeid zijn of van opwinding bij volwassenen.

Het hoofdhaar

De Nieren weerspiegelen zich in het hoofdhaar. Men kan de vitaliteit van de Nieren aflezen aan de conditie van het hoofdhaar.

De gezondheid en weelderigheid van het hoofdhaar worden als tekenend beschouwd voor de gezondheid van de Nieren.

Het hoofdhaar wordt gezien als voortbrengsel van het Bloed omdat het afhankelijk is voor zijn voeding van het Bloed. Het hoofdhaar wordt ook vaak gezien als het afvalproduct van de Nieren. Samengevat kan men zeggen dat alle hoofdhaarproblemen min of meer in relatie staan met de Nierconditie. Ook de Longen spelen een rol bij de hoofdhaarconditie omdat zij de totale buitenzijde van het lichaam beheersen en controleren.

Een aantal hoofdhaarproblemen in relatie tot de conditie van de Nierenergie zijn onder andere:

+ droog hoofdhaar, witte roos
+ droge schilfers tegen de haargrens
+ futloos hoofdhaar
+ haarverlies na zwangerschap
+ haarkrullen, bij linkshandige mensen krult het haar linksom, bij rechtshandige mensen krult het haar rechtsom, dit is erfelijk bepaald

+ hoofdhaarverkleuring, het grijs worden onder invloed van angsten en/of hormonen
+ kaalheid ten gevolge van medicatie en/of stress
+ vroegtijdig grijs en/of kaal worden.

8.1   De Nier drukpunten

Het drukpunt Nier 1

Nier 1 is het klassieke beginpunt van de Niermeridiaan op de voetzolen.

Nederlandse naam:	Chinese naam:	Vertaling:
- Nier 1	- Yongquan	- Borrelende/stromende bron
- locatie	- in de holte op de voetzool als we de tenen omlaag buigen	
- functie	- emotiepunt, reanimatiepunt	
- huidrelatie	- emotionele huidreacties, hormonen	
	- panniculose, vochtwallen	
- therapierelatie	- brengt de energie omhoog, versterkt de Yinenergie	
	- acute emotionele verstoringen, shock	
	- herstelt het bewustzijn	
	- lokale pijnklachten, hoge koorts.	

Het drukpunt Nier 3

Nederlandse naam	Chinese naam:	Vertaling:
- Nier 3	- Taixi	- Grote beek, stroom
- locatie	- in de holte tussen de binnenenkel en de achillespees ter hoogte van de hoogste top van de enkel aan de overzijde van Blaas 60	
- huidrelatie	- acne, uitslag, netelroos, steenpuisten	
	- pigmentatie/huidverkleuringen	
	- hoofdhaarconditie, panniculose	
- therapierelatie	- versterkt Yin en Yang in het lichaam	
	- bevordert en reguleert de baarmoederfunctie	
	- lage rug- en knieklachten.	

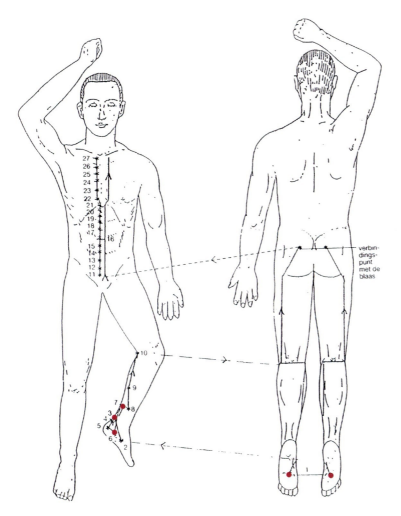

Afbeelding 2. De Niermeridiaan.

Het drukpunt Nier 6

Nederlandse naam:	Chinese naam:	Vertaling:
- Nier 6	- Zhaohai	- Glanzende/lichtende zee
- locatie	- 1 cun onder de binnenenkel	
- functie	- emotiepunt	
- huidrelatie	- allergische en emotionele huidreacties	
	- hormonen, insectensteken	
- therapierelatie	- bevordert/versterkt baarmoederfunctie	
	- chronische vermoeidheid, slapeloosheid	
	- koelend punt, versterkt de Longen	
	- lokale pijnen, pijn bij bevalling	
	- kalmeert de geest.	

Het drukpunt Nier 7

Nederlandse naam	Chinese naam:	Vertaling:
- Nier 7	- Fuliu	- Terugkerende stroom
- locatie	- 2 cun recht boven Nier 3 voor de rand van de achillespees	
- functie	- transpiratiepunt	
- huidrelatie	- hormonen, oedeem, vochtbalans	
	- panniculose	
- therapierelatie	- controleert het zweten, stopt of doet zweten	
	- versterkend punt voor de Nieren	
	- elimineert het vocht	
	- versterkt de onderrug.	

8.2   De Blaas drukpunten

De Blaas en Nierrelatie zijn gebaseerd op het feit dat hun taken elkaar aanvullen. Er is een sterke interne en externe relatie tussen beide orgaansystemen. Een teveel aan water en vloeibare afvalstoffen wordt naar de Nier gevoerd en omgezet in urine en vervolgens naar de Blaas getransporteerd om uitgescheiden te worden. Op deze wijze is de Blaas functioneel met de Nieren verbonden.

De Blaasmeridiaan begint in het diepste deel van de oogkas op gelijke hoogte met de hypofyse. De Blaasmeridiaan reguleert de werking van het autonome zenuwstelsel via de pijnappelklier, die op de gehele hormoonhuishouding werkt. Daardoor beheerst de Blaas de hele voortplanting, de baarmoeder en de uitscheidingsorganen, die vloeibare afvalstoffen verzamelen en uitscheiden.

Voordat we enkele Blaasdrukpunten gaan beschrijven moeten we vermelden dat er een herschikking is geweest van de loop van de Blaasmeridiaan drukpunten over de benen en de rug. Hierdoor zijn er in de Shiatsu literatuur kleine verschillen ontstaan in de nummering van een aantal Blaaspunten. In de klassieke Chinese geneeskunde is Blaas 54 gelegen in het midden van de knieplooi, bij de moderne versie wordt dat Blaas 40. In dit boek hanteren we de klassieke Chinese drukpuntnummering.

Het drukpunt Blaas 1

Donkere, zwarte kringen onder de ogen duiden altijd op vermoeidheid en/of een teveel aan zoutinname vanuit een inbreuk op de vitaliteit van de Nier en Blaasenergie. Hoe meer blauwachtig de huid rondom de ogen eruit ziet, hoe meer de vochtbalans verstoord is in de vorm van vochtwallen. Hoe donkerder de ooghuid wordt hoe meer de energiehuishouding uit balans is.

Nederlandse naam:	Chinese naam:	Vertaling:
- Blaas 1	- Jingming	- Heldere/stralende ogen
- locatie	- ½ cun mediaal en boven de binnenooghoek naast mediale rand van de oogkas	
- functie	- hormoonpunt	
- lokale huidrelatie	- eczemen, vochtwallen, schilferige huid	
- huidrelatie	- alle huidproblemen, allergische huidreacties	
	- eczemen, jeuk, vochtbalans	
	- stimuleert bijnieren cortisonen aanmaak	
- therapierelatie	- hooikoorts, hoofdpijnen, stopt pijnen	
	- oogklachten	
	- versterkt de meridianen.	

De eerste Blaaslijn, gelegen op de binnenzijde van de grote rugstrekker, wordt geacht dat zij de fysieke functies van de organen beheersen. De tweede Blaaslijn, gelegen op de buitenzijde van de grote rugstrekker, beheerst de mentale en emotionele aspecten van de organen.

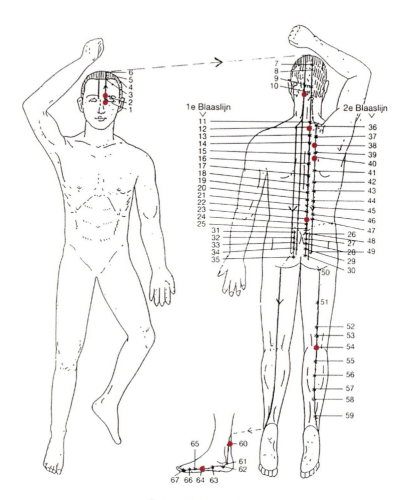

Afbeelding 3. De Blaasmeridiaan.

Het drukpunt Blaas 2

Nederlandse naam:
- Blaas 2
- locatie

- lokale huidrelatie
- huidrelatie
- therapierelatie

Chinese naam:
- Zanzhu
- in de holte proximaal aan het mediale uiteinde van de wenkbrauw, recht boven de binnenooghoek
- oogrimpels, vochtwallen
- facelift effect, vochtbalans
- hooikoorts, hoofdpijn
- oorsuizingen, verkoudheid.

Vertaling:
- Wenkbrauw samenkomst

Het drukpunt Blaas 10

Nederlandse naam	Chinese naam:	Vertaling:
- Blaas 10	- Tianzhu	- Hemelse pilaar, zuil
- locatie	- 1½ cun naast Dumo 16, tegen het schedelrandbot in de nekbasis	
- functie	- hormoonpunt	
- huidrelatie	- alle huidproblemen, allergische huidreacties	
	- hormonen, vooral de bijnieren en de schildklier	
- therapierelatie	- bloedcirculatie: hoge/lage bloeddruk	
	- emotionele verstoringen	
	- lage rug en nekpijnklachten	
	- versterkt de meridianen.	

Het drukpunt Blaas 12

Nederlandse naam:	Chinese naam:	Vertaling:
- Blaas 12	- Fengmen	- Tochtdeur, windpoort
- locatie	- 1½ cun naast onderrand van het puntig uitsteeksel van de tweede borstwervel	
- functie	- Longpunt en windpunt	
- huidrelatie	- allergische huidreacties, jeuk	
	- huidconditie en Weichi versterkend	
- therapierelatie	- reguleert de Longenergie, longklachten	
	- stimuleert de Weichi, verschoont de oppervlakte.	

Het drukpunt Blaas 23

Nederlandse naam:	Chinese naam:	Vertaling:
- Blaas 23	- Shenshu	- Zee van vitaliteit
- locatie	- 1½ cun naast onderrand van het puntig uitsteeksel van de tweede lumbale wervel, ter hoogte van de taille en de onderste punten van de zwevende ribben	
- functie	- Nierpunt	
- huidrelatie	- alle huidproblemen, hormonen/hormonale acne	
	- eczemen, netelroos, steenpuisten	
	- hoofdhaarconditie, pigmentvorming	
	- vochtbalans/vochtwallen, verspreidt oedeem	
	- lymfodynamisch Yangoedeem	
	- winterhanden/voeten.	
- therapierelatie	- alle pijnen en emotionele klachten	
	- versterkt Yin en Yangenergie	
	- zintuigenpunt: ogen en oren	
	- herstelt seksuele vitaliteit, vermindert uitputting.	

Het drukpunt Blaas 38

Nederlandse naam:	Chinese naam:	Vertaling:
- Blaas 38	- Gaohangshu	- Vitaal diafragma,orgaan
- locatie	- 3 cun naast onderrand van het puntig uitsteeksel van de vierde borstwervel	
- huidrelatie	- huidconditiepunt	
	- chronische acne, brandwonden	
- therapierelatie	- alle Long en Nierklachten	
	- emotiepunt; kalmeert het Hart	
	- ondersteunt Yin en Yangenergie.	

Het drukpunt Blaas 40

Nederlandse naam:	Chinese naam:
- Blaas 40	- Yixi
- locatie	- zie Blaas 38, ter hoogte van de vierde borstwervel
- huidrelatie	- alle chronische huidproblemen en huidpathologie
	- chronische acne, oedeem, lymfecirculatie.

Het drukpunt Blaas 54

Nederlandse naam:	Chinese naam:	Vertaling:
- Blaas 54	- Weizhong	- Laagste snede, ondersteuning van het midden beheersend
- locatie	- in het midden van de knieholte	
- lokale huidrelatie	- oedeem	
- huidrelatie	- alle huidproblemen en huidpathologie	
	- acne, eczemen, hormonen, panniculose	
	- huidontstekingen	
	- vroegtijdige veroudering	
- therapierelatie	- alle rugpijnen en krampen, ontspant de pezen	
	- versterkt de meridianen	
	- verkoelt het bloed, ruimt hitte op	
	- lost vocht op in de Blaas.	

Het drukpunt Blaas 60

Nederlandse naam:	Chinese naam:	Vertaling:
- Blaas 60	- KunLun	- Kun Lun gebergte
- locatie	- in de holte tussen de buitenenkel en de achillespees, aan de overzijde van Nier 3	
- huidrelatie	- acne: rug, oedeem: ledematen	
	- stimuleert de bijnieren cortisonen aanmaak	
	- lymfecirculatie, panniculose	
- therapierelatie	- brengt de energie omlaag	
	- alle pijnklachten/krampen, ontspant de pezen	
	- elimineert obstructies in de meridianen	
	- beïnvloedt de gehele Blaasmeridiaan	
	- bevordert de bevalling	
	- stimuleert bloedcirculatie, heft hitte op in het bloed.	

Het drukpunt Blaas 64

Nederlandse naam:	Chinese naam:	Vertaling:
- Blaas 64	- Jinggu	- Kapitaal, voornaamste bot
- locatie	- onder de knobbelachtige verhevenheid van het vijfde middenvoetsbeentje op de scheiding van de rode en witte huid	
- functie	- littekenpunt	
- huidrelatie	- ontgiften en stimuleren circulatie op/rondom littekens.	

8.3 Relatieschema Nieren en Blaas

Huidfunctie:	Centrale zenuwstelsel	- huidpijnen
	Elimineren	- zuiveren
	Erfelijkheid	- DNA
	Hormoonbalans	- puberteit, menopauze
	Vochtbalans	- circulatie/reinigen
Huidreactie:	Acne / huiduitslag	- hormonaal
	Bleekheid, grauwe huid	- vochtbalans
	Droge huidtypen	- vochtarm
	Koude	- klimaat invloed
	Rijpere huid	- vroegtijdige veroudering
	Oedeem	- enkels, vochtwallen
Circulatie:	Alle vitale hormonen	- eicellen, sperma
	Bloed	- reinigend
	Bijnierhormonen	- cortisonen
	Energie	- accu / Yin & Yang
	Geslachtsklierhormonen	- oestrogenen
	Vochtbalans	- homeostase
Meridianen:	Hart	- Dunne darm
Zintuigen +	Baarmoeder	- conditie
Overige:	Beenderen	- botten / skelet
	Bijnieren	- aanmaak cortison
	Gebit	- snijtanden
	Geslachtsklieren/organen	- voortplantingsorganen
	Hersenen	- merg
	Hoofdhaar	- conditie
	Oren	- diagnose
Huidskleur:	Donkerblauw	- zwart
Emoties:	Angsten	- fobie / vrees, wilskracht, wijsheid
Aromatherapie:	Amandel, avocado, bernagie, druivenpit, jojoba, perzikpit, Sesamzaad, walnootolie	
	Cajeput / cederhout / elemi / geranium / jeneverbes	
Voeding:	Blauwzwart – zoutige smaak	
	Bosbessen – zeevissen / zeevruchten – zwarte bessen	

9

Lever en
Galblaas relaties

Bloed en energie

De Lever is het hoofdkwartier van het stofwisselingsstelsel van het lichaam, daardoor is hij het meest direct verantwoordelijk, voor iemands algemeen gevoel van vitaliteit en welbevinden.

De meridianen van de Lever en de Galblaas hebben tot taak op te slaan en uit te delen, ze bepalen de verdeling van energie. De Lever slaat voedingsstoffen op en verzekert het lichaam van de nodige levensenergie om te kunnen blijven handelen. Ook vergroot hij de voorraad bloed en breekt hij schadelijke stoffen af en ontgift ze. In eerste instantie houdt de Lever iemand krachtig.

Doordat de Lever een soort accu voor het bloed is en voor de vrije beweging van energie zorgt, heeft hij veel invloed op de spijsvertering. Hij moet zorgen voor de levering van de juiste hoeveelheid bloed en energie.

De Lever heeft de Yin verantwoordelijkheid om bloed op te slaan en de Yang taak om bloed te distribueren. Dit regulerende proces bepaalt de kwaliteit en de druk van het bloed. Bij een onjuiste opslag en een tekort aan bloed zien we de volgende symptomen:

+ bleke lippen
+ broze, zwakke nagels
+ diverse huidziekten zoals subacuut eczeem en netelroos
+ diverse bloedingen
+ droge, geïrriteerde ogen
+ droge huid, grauwe gelaatskleur
+ futloos hoofdhaar
+ rode, branderige, jeukende huid.

De Lever zorgt voor een soepele doorstroming van bloed en energie zodat ze niet gehinderd wordt in de functies om gal aan te maken en om evenwicht te brengen in alle emoties. De Lever is zeer gevoelig voor stagnaties. Een disharmonie bij de vloeiende beweging kan zijn weerslag hebben op de galproductie of op de emoties en omgekeerd. Mannen met een driftig, opvliegend karakter kunnen een vette huid krijgen omdat boosheid en woede een verhoogde talgproductie veroorzaakt.

De nagels

De gezondheidstoestand van de Lever is zichtbaar in de conditie van de hand- en teennagels. De relatie bestaat uit het bloed voedende aspect van de Leverenergie en de nagels. De Longenergie en de Nierenergie hebben een secundaire relatie met de nagels. Deze relatie bestaat voornamelijk uit de erfelijke nagelproblemen en de vochtbalans in relatie tot de nagelconditie.

Gezonde nagels moeten glanzend zijn en er roze uitzien. In tegenstelling tot de huid en de hoofdhaarconditie is de nagelconditie een constante indicator voor onze gezondheid.

Als een nagel problemen laat zien dan is er meestal een pathologie in het lichaam aanwezig. Een bekend voorbeeld is de nagelconditie bij psoriasis, we zien dan onder andere:

✦ een defecte nagelplaat
✦ een geelbruine verkleuring
✦ splinterbloedingen, donkere strepen onder de nagels.

Een aantal nagelproblemen die in relatie staan tot de Lever- en de Galblaas-energie zijn onder andere:

✦ algemene slechte nagelconditie
✦ broze, breekbare, gescheurde nagels
✦ dunne, droge, glansloze nagels
✦ diverse kleur- en vormafwijkingen
✦ nagelinfecties.

De ogen en de ooghuid

De Levermeridiaan heeft een interne tak met de ogen en de Galblaasmeridiaan begint bij de buitenooghoeken. De energie van dit koppel heeft dus een duidelijke verbinding met de ogen en de ooghuid.

De Leverenergie reageert meestal als eerste op emoties en gevoelens. Als die uit balans is zien we dat meestal aan de ogen. Veel oogklachten en ooghuidproblemen hebben relaties met de Leverenergie en de emoties in het algemeen, denk aan het gezegde blind van woede.

Als we tijdens gesprekken meer naar links kijken dan zijn we in aanleg assertiever, sluwer en wantrouwender. Als we meer naar rechts kijken dan zijn we in aanleg meer emotioneler en gevoeliger.

Visueel ingestelde mensen begrijpen dingen beter met hun ogen, zij zien in beelden. Deze mensen kijken overheersend naar boven.

Kinesthetisch ingestelde mensen begrijpen dingen beter met hun gevoel. De tastbare ervaring is hun leerweg. Zij kijken overheersend naar linksonder en rechtsonder.

Auditief ingestelde mensen begrijpen dingen beter met hun gehoor. Zij kijken overheersend naar opzij.

Oogpupillen

Veranderingen van onze oogpupillen verraden vaak onze gevoelens en emoties. Handelaren uit het oosten bedekten hun ogen tijdens de handel zodat de verwijding van de pupillen, hun opwinding over prachtige handelswaar, hen niet zou verraden. Sommige van hen droegen donkere brillen om dit nogal onvrijwillige teken van enthousiasme te maskeren om zodoende te vermijden dat de vraagprijs van de koopman omhoog ging. Om dezelfde reden zien we dat er tijdens pokerwedstrijden door veel deelnemers donkere brillen worden gedragen.

Als we iemand sympathiek vinden zullen de pupillen zich ook verwijden. We zien bij verliefdheid de uitzettende Yangkracht van de pupillen duidelijk aanwezig. Als we iemand onsympathiek vinden zien we het tegenovergestelde, de samentrekkende Yinkracht is te herkennen aan de vernauwende reactie van de oogpupillen.

Oogcontact

Om de ogen vochtig te houden knipperen we de ogen circa zes tot acht keer per minuut. Bij verveling of ongeïnteresseerdheid knipperen we onze ogen twee keer zoveel als normaal. We zien dit ook als we oververmoeid zijn, bij stresssituaties en bij een zwakke Leverenergie. Primair bevochtigt en voedt de Lever de ogen. Vijfentwintig procent van alle voedingsstoffen gaan naar de ogen en naar de hersenen. De meeste oogkwalen zijn toe te schrijven aan een onvoldoende bloeddoorstroming en een tekort aan voeding van de oogspieren en oogzenuw.

Jeukende, tranende en ontstoken ogen in relatie met hooikoorts vinden hun oorsprong meestal in een functieverstoring van de Lever. Infecties en ontstekingen zoals het strontje op het oog, hebben een direct verband met de conditie van de Leverenergie.

Bij een verstoorde functie van de Lever en/of verstoorde vetvertering kunnen we bij de ogen en de ooghuid de volgende problemen herkennen:

✦ comedonen
✦ droge ogen, grindachtig gevoel in de ogen

+ grove huidstructuur/poriën oftewel huidgries, het lijkt op kippenvel, als dit samengaat met een geelbruine verkleuring, dan kunnen er op latere leeftijd vetwallen ontstaan
+ milia's
+ pigmentvorming, levervlekken of ouderdomsvlekken
+ talgcysten
+ vetwallen
+ xanthelasma, cholesterol neerslag.

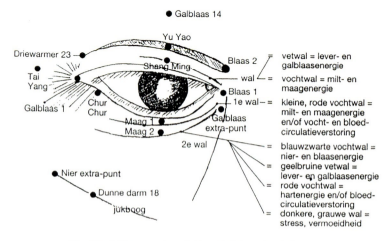

Afbeelding 1. Het oog en de ooghuid met de belangrijkste drukpunten.

Het immuunsysteem – immunitaire reacties

De Lever bepaalt en beschermt het aspect om onze chemische grenzen door indringers te herkennen en te verdrijven. Wanneer de Lever niet in staat is deze taak uit te voeren dan kunnen er ziekten in het immuunsysteem ontstaan. Alles met een heftig, plotseling en dynamisch begin, een felle aanval van netelroos met extreme jeuk of een niesexplosie bij hooikoorts, zijn signalen van een onevenwichtige Lever en/of Galblaasenergie. Het systeem van bescherming en verdediging kan op verschillende manieren reageren zoals:

+ de reactie is insufficiënt, we zien dit bij het afstoten van vreemd weefsel bij huid of orgaantransplantaties of de reactie van de huid op röntgenstralingen
+ de reactie is gericht tegen de eigen cellen van het organisme, de zogenaamde auto-immuunziekten zoals lupus erythematodes, waar antistoffen worden geproduceerd tegen het eigen bindweefsel

- de reactie is overdreven, in exces, we zien dan een overgevoelige hyper-reactie op de huid door:
  - anafylactische reactie op voeding zoals bij aardbeien
  - contacteczeem en netelroos
  - insectenbeten/steken
  - reactie op medicatie
  - tijdelijke blindheid door gebruik van aspertaam.
- de reactie is afwezig, de schadelijke stoffen kunnen ongehinderd het lichaam binnendringen zoals bij drugs en landbouwgiften.

9.1   De Lever drukpunten

Het drukpunt Lever 3

Het drukpunt Lever 3 is een krachtig punt met een zeer brede werking en met een scala aan eigenschappen.

Nederlandse naam:	Chinese naam:	Vertaling:
- Lever 3	- Taichong	- Blijde stilte, Grote stroom, grote toevloed/uitstorting
- locatie	- in de holte distaal bij het samenkomen van het eerste en tweede middenvoetsbeentje	
- functie	- circulatiepunt van bloed, energie, lymfe en vocht	
- huidrelatie	- allergische huidreacties, herpes, eczemen, psoriasis	
	- hormonen, panniculose, oedeem	
- therapierelatie	- alle emotionele blokkades, alle Leversyndromen	
	- verlicht [hoofd]pijnen, krampen, hoge bloeddruk	
- contra indicatie	- niet tijdens zwangerschap masseren.	

Het drukpunt Lever 5

Lever 5 is het belangrijkste drukpunt bij een jeukende huid.

Nederlandse naam:	Chinese naam:	Vertaling:
- Lever 5	- Ligou	- Insectensloot,kalebassloot
- locatie	- 5 cun boven de binnenenkel aan de achterrand van het scheenbeen	
- functie	- acute verstoringen	
- huidrelatie	- huidontstekingen, alle jeukklachten	
- therapierelatie	- keelklachten, obstructie meridianen	
	- menstruatieklachten.	

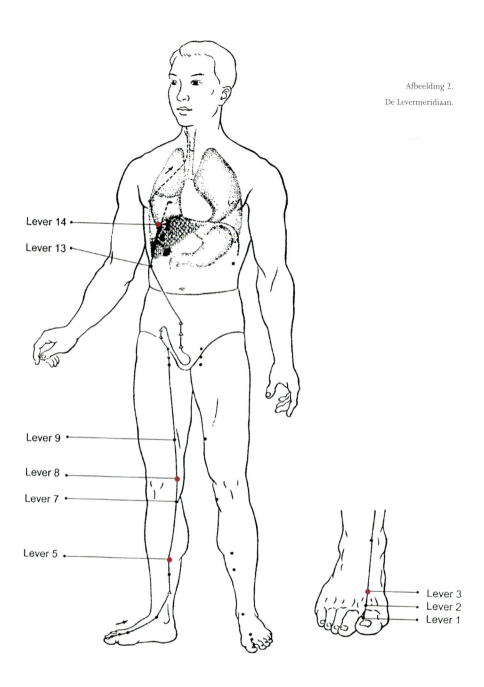

Afbeelding 2.
De Levermeridiaan.

Lever 14
Lever 13

Lever 9

Lever 8

Lever 7

Lever 5

Lever 3
Lever 2
Lever 1

Het drukpunt Lever 8

Nederlandse naam:	Chinese naam:	Vertaling:
- Lever 8	- Ququan	- Gebogen bron, opspringen en buigen
- locatie	- boven het uiteinde van de knieplooi bij flexie van de knie	
- huidrelatie	- alle acne vormen, huiduitslag	
	- allergische huidreacties, eczemen, psoriasis	
	- nagelproblemen, oedeem, panniculose	
- therapierelatie	- blaasontstekingen, obstructie meridianen	
	- kniepijnen, menstruatieverstoringen.	

Het drukpunt Lever 14.

Nederlandse naam:	Chinese naam:	Vertaling:
- Lever 14	- Qimen	- Cyclische energiepoort
- locatie	- op de tepellijn in de zesde tussenribsruimte	
- functie	- Lever alarmpunt	
- huidrelatie	- alle acne vormen, allergische huidreacties	
	- eczemen, panniculose	
- therapierelatie	- bloed en energiecirculatie	
	- alle Leverklachten.	

9.2   De Galblaas drukpunten

De Galblaas is het enige Yangorgaan dat niet met de buitenzijde van het lichaam in verbinding staat en dat geen voedsel of afvalproducten verwerkt. Anders dan andere Yangorganen, die alleen materie omzetten en doorgeven maar het niet opslaan, scheidt de Galblaas gal niet alleen af maar slaat hij die ook op.
Hij ondersteunt vele functies van de Lever maar hij beïnvloedt voornamelijk de energie en hij heeft niet de grondige betrokkenheid met het bloed die de Lever heeft.
De Galblaas controleert de verdeling van voedingsstoffen over het hele lichaam en de hoeveelheid en balans van de spijsverteringsenzymen. De Galblaas helpt de Lever bij het verteren van vetten.

Windpoorten worden de drukpunten op de Galblaasmeridiaan genoemd, waarlangs de wind in de meridiaan binnendringt en de energiestroom blokkeert. Mensen met een gespannen Lever en Galblaas hebben een duidelijke afkeer van wind en zijn vatbaar voor tocht. Wind is de meest dynamische en doordringende klimaat invloed en verbindt zich met hitte of koude wanneer hij ze het lichaam in blaast.

De windrelatie bij huidproblemen is dat ze acuut en overal verspreid voorkomen met veel jeuk en dat ze zich continu verplaatsen.

Het drukpunt Galblaas 1

Nederlandse naam:	Chinese naam:	Vertaling:
- Galblaas 1	- Tongziliao	- Oogappelgleuf, pupilspleet
- locatie	- in de holte aan de laterale zijde van de oogkas, ½ cun lateraal aan de buitenooghoek	
- huidrelatie	- facelift effect, oogrimpels, wallen	
- therapierelatie	- hoofdpijnen, migraine, oogklachten.	

Het drukpunt Galblaas 12

Nederlandse naam:	Chinese naam:	Vertaling:
- Galblaas 12	- Wangu	- Laatste / volledig bot
- locatie	- in de holte achter/onder het tepel uitsteeksel	
- huidrelatie	- hormonen, oedeem/vochtwallen, lymfecirculatie	
- therapierelatie	- doofheid, hoofdpijn, kiespijn.	

Het drukpunt Galblaas 14

Nederlandse naam:	Chinese naam;	Vertaling:
- Galblaas 14	- Yangbai	- Goede Yang, heldere geest
- locatie	- op het voorhoofd 1 cun boven het midden van de wenkbrauw	
- huidrelatie	- acne/stressacne, vette huid	
	- facelift effect, voorhoofdsrimpels	
- therapierelatie	- aangezichtspijnen, hoofdpijn, migraine	
	- gezichtsverlamming, oogklachten.	

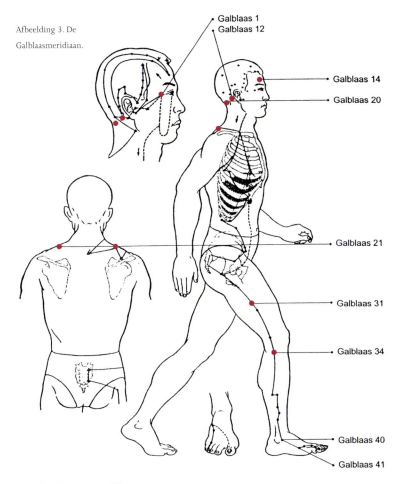

Afbeelding 3. De
Galblaasmeridiaan.

Galblaas 1
Galblaas 12
Galblaas 14
Galblaas 20
Galblaas 21
Galblaas 31
Galblaas 34
Galblaas 40
Galblaas 41

Het drukpunt Galblaas 20

Nederlandse naam:	Chinese naam:	Vertaling:
- Galblaas 20	- Fengchi	- Windreservoir/poort/vijver
- locatie	- in een holte tussen de borstbeensleutelbeentepelspier en het bovendeel van de monnikskopspier, tussen Dumo 16 en het tepel uitsteeksel	
- huidrelatie	- alle huidproblemen, allergische huidreacties	
	- eczemen, jeuk, hormonen, psoriasis	
- therapierelatie	- alle zintuiglijke problemen, alle hoofdpijnen	
	- hoofdhaarconditie, hoge bloeddruk	
	- bloedcirculatie, regelt ontspanning	
	- heelt traumatische ervaringen.	

Het drukpunt Galblaas 21

Nederlandse naam:	Chinese naam:	Vertaling:
- Galblaas 21	- Jiangjing	- Schouderbron/put
- locatie	- op het hoogste punt van de schouder	
- functie	- stagnatiepunt	
- huidrelatie	- alle huidproblemen, emotionele blokkades	
	- eczemen, hormonen, oedeem	
	- lymfecirculatie: hoofd/schouders	
- therapierelatie	- alle pijnklachten ten gevolge van stagnaties	
	- bevordert de bevalling en de moedermelkproductie	
- contra indicatie	- niet tijdens zwangerschap masseren, ontspant het bekken.	

Het drukpunt Galblaas 31

Nederlandse naam:	Chinese naam:	Vertaling:
- Galblaas 31	- Fengshi	- Windmarkt
- locatie	- op de middellijn van de zijkant van de dij, als we de arm langszij houden raakt de middelvingertop het punt	
- huidrelatie	- acute huidproblemen die verspreid voorkomen over het hele lichaam met veel jeuk	
	- acute rode huiduitslag die zich snel verplaatst	
	- acne/probleemhuid, herpes, psoriasis	
- therapierelatie	- belangrijkste punt om de benen te versterken	
	- beenklachten, ontspant de pezen	
	- versterkt de meridianen.	

Het drukpunt Galblaas 34

Nederlandse naam:	Chinese naam:	Vertaling:
- Galblaas 34	- Yanglinquan	- Yang heuvelbron, zonzijde van de berg
- locatie	- in de holte voor en onder het kuitbeenkopje	
- huidrelatie	- eczemen, jeuk, hormonen	
	- oedeem, vochtarme huid	
	- herpes:hoofd, psoriasis	
- therapierelatie	- versterkt de botten en de pezen	
	- alle [spier]pijnklachten	
	- verwijdert obstructie meridianen	
	- kalmerend punt Lever en Galblaas	
	- verdrijft vocht, elimineert hitte.	

9.3   Relatieschema Lever en Galblaas

Huidfunctie:	Beschermen	- pigment, talg
	Emoties	- alle emoties
	Ontgiften	- gif en afvalstoffen
	Talgproductie	- vetvertering
Huidreactie:	Acne / huiduitslag	- onzuivere huid
	Allergie	- immuniteitsreactie
	Emotionele huidreacties	- huidverkleuring
	Huidpathologie	- bloedpathologie
	Infecties	- ontstekingen
	Jeuk	- branderigheid
	Pigmentvorming	- levervlekken
	Vette huidtypen	- probleemhuid
	Wind, tocht	- klimaat invloed
Circulatie:	Bloed	- accu/opslag, reinigend
	Energie	- verdeling
	Lichaamsvochten	- gal, tranen
Meridianen:	Hartconstrictor	- Driewarmer
Zintuigen +	Immuunsysteem	- overgevoeligheid
Overige:	Nagels	- conditie
	Ooghuid + ogen	- comedonen, milia, vetwallen
	Pezen	- gewrichten, weefsels
Huidskleur:	Blauwgroen	
Emoties:	Agressie, besluiteloosheid	- boosheid, drift, woede, frustratie
	Etherische ziel:Hun	
Aromatherapie:	Avocado, jojoba, sesamzaadolie	
	Bergamot / blauwe+roomse kamille / grapefruit /	
	Duizendblad / sinaasappel	
Voeding;	Groen – zure smaken	
	Basilicum – broccoli – citroen - groene thee	

9.4   Dumo en Renmo drukpunten

Het drukpunt Dumo 16

De belangrijkste taak van het hypofysepunt is het op elkaar afstemmen van alle lichaamsprocessen. Alle klieren zijn energetisch direct verbonden met bepaalde meridiaan/orgaansystemen.

De belangrijkste leverancier van hormonen is de hypofyse. Massage op dit punt kan deze klier beïnvloeden en de hormoonproductie afremmen of stimuleren. Aangezien dit een aantal behandelingen kost moeten we dit in het perspectief zien van een kuurbehandeling, want hormoonklieren laten zich niet snel beïnvloeden.

Nederlandse naam:	Chinese naam:	Vertaling:
- Dumo 16	- Fengfu	- Tochtgat, windhal / huis
- locatie	- in de holte onder de buitenste uitstekende knobbel van het achterhoofdsbeen	
- functie	- hypofysepunt	
- huidrelatie	- hormonen, acne, huiduitslag	
- therapierelatie	- opent alle zintuigen, verlicht pijnen.	

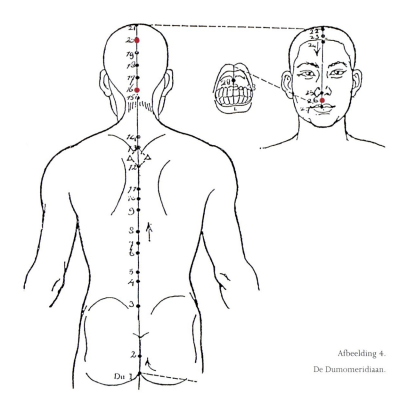

Afbeelding 4.
De Dumomeridiaan.

Het drukpunt Dumo 20

De hypothalamus is het regelcentrum van het endocriene stelsel, de opdrachtgever tot de productie van bepaalde hormonen waarvan de hypofyse de uitvoerder is.

Dumo 20 is tevens een krachtig punt voor een diepe ontspanning. In het westen kennen we de hypothalamus als de zetel van ons gevoelsleven. Het is een veelzijdig punt met een zeer brede werking vandaar de vertaling honderd werkingen.

Nederlandse naam:	Chinese naam:	Vertaling:
- Dumo 20	- Baihui	- 100 ontmoetingen/werkingen, knooppunt van alle banen
- locatie	- op het midden van de verbindingslijn tussen de punten van de oren, 7 cun boven achterste haargrens	
- functie	- hypothalamuspunt, bloedpunt, emotiepunt	
- huidrelatie	- alle huidproblemen, hormonen	
	- eczemen, hoofdhaarconditie	
- therapierelatie	- bloeddruk regulatie, bloedcirculatie	
	- hoofdpijn/migraine, rust/kalmering	
	- brengt de energie omhoog: aambeien	
	- hooikoorts, opvliegers	
	- bioritme, concentratie, geheugen.	

Het drukpunt Dumo 26

Dit Dumopunt heeft een dubbele functie, het is tevens een extra punt van de Blaas.

Nederlandse naam:	Chinese naam:	Vertaling:
- Dumo 26	- Renzhong	- Greppel, rotsput watergootje/put/riool
- locatie	- op een derde van de afstand vanaf de neusbasis tot aan de bovenlip	
- functie	- extra Blaaspunt	
- huidrelatie	- gezichtsoedeem, vochtbalans	
	- facelift effect	
- therapierelatie	- acute spit, shock	
	- hooikoorts, oog en neusklachten	
	- vermindert pijnen bij krampen/spasme.	

Het drukpunt Renmo 24

Renmo 24 heet Chengjiang, wat letterlijk vertaald speekselreservoir betekent. De Shiatsu kaakkneding, die net onder dit drukpunt plaatsvindt, heeft ook een directe relatie met de speekselwerking. Als men tijdens deze kneding geen slikreactie krijgt dan zegt dat iets over de vochtbalans vanuit de Maagmeridiaan. Waarschijnlijk hebben deze mensen een droge mond en/of een droge, ruwe vochtarme huid.

Nederlandse naam:	Chinese naam:	Vertaling:
- Renmo 24	- Chengjiang	- Speekselreservoir, ondersteunende voeding
- locatie	- in de holte in het centrum van de vouw van de kin op de kinspier	
- huidrelatie	- uitslag om de mond, lymfecirculatie	
	- allergische huidreacties, oedeem, vochtbalans	
	- facelift effect:mondrimpels	
- therapierelatie	- concentratie, gezichtsspanningen, kaakkramp	
	- stemverlies, voedselverslaving	
	- maakt emotionele pijnen en trauma's vrij.	

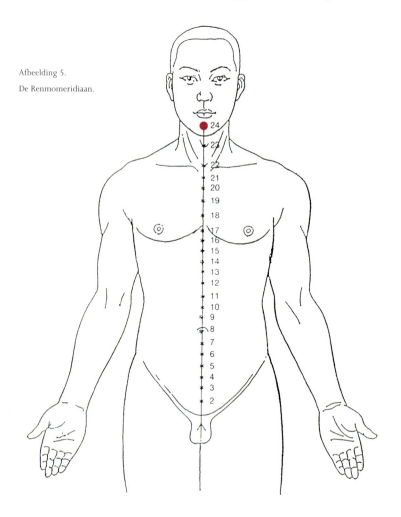

Afbeelding 5.
De Renmomeridiaan.

10

Theorie
van de praktijk

10.1   Kalmering en stimulering

Alvorens een onderscheid te gaan maken tussen de verschillende druk- en massagetechnieken, gaan we eerst bepalen hoe we deze technieken moeten toepassen op de diverse huidzones.

Deze huidzones kunnen ons twee belangrijke gegevens verschaffen, namelijk:

✦ Huidzones die opmerkelijk gespannen zijn waarbij het Yangproces overheersend aanwezig is. Deze moeten gekalmeerd worden met een Yintechniek. Een ontspannend massageaccent heeft een rustgevend karakter.

✦ Huidzones die opmerkelijk ontspannen zijn waarbij het Yinproces overheersend aanwezig is. Deze moeten gestimuleerd worden met een Yangtechniek. Een activerend massageaccent heeft een energie opwekkend karakter.

De aanwezige disbalans van energie kan worden opgeheven door het ontspannen deel, dat meestal ook het vergeten deel is bij massage, wat meer energie te geven. Het gespannen deel zal zich vanzelf ontspannen. De meeste mensen voelen vooral de spanning in hun huid.

Niet onbegrijpelijk, het is makkelijker te voelen wat er te veel is dan wat er te weinig is. Men is zich vaak niet voldoende bewust van de ontspanning die samengaat met vrijwel iedere vorm van spanning.

Een ontspannen huidzone trekt ook zelden aandacht door een onaangenaam gevoel. Dit is veelal de plaats waar de dieper liggende oorzaken zitten van onze huidproblemen.

In bepaalde meridianen kan spanning of ontspanning overheersen. Doch na een paar gespannen drukpunten komt onvermijdelijk een zeer ontspannen drukpunt. Wissel dus de technieken van kalmering en stimulering af op datgene wat er onder de massagehanden gebeurt.

10.2   Richting van de massage

Kalmerende en stimulerende drukpuntmassage

Kalmerende druktechnieken kunnen we onderscheiden in drukpuntrotaties en handpalmrotaties.

Voordat we deze technieken toepassen moeten we eerst op zoek gaan naar de spanningsverschillen op de huid.

Hiervoor gebruiken we onder andere de sulcusmassage. Via palpatie proberen we de verschillen van spanning te voelen. Daarna bepalen we de rotatierichting van de massagehanden.

✦ Als het massageaccent kalmerend moet zijn draaien we de duimen of de handpalmen tegen de richting van de klok.

✦ Bij een stimulerend massageaccent draaien we de duimen of de handpalmen met de richting van de klok mee.

Kalmerende en stimulerende meridiaanmassage

✦ Als het massageaccent kalmerend moet zijn masseren we de meridianen tegen de richting van de energiestroom in. Dat betekent dat we masseren vanaf een hoger drukpuntnummer naar een lager drukpuntnummer.

✦ Bij een stimulerend massageaccent masseren we met de richting van de energiestroom mee. Dat betekent dat we masseren vanaf een lager drukpuntnummer naar een hoger drukpuntnummer. In de praktijk zien we dat terug bij de massage van de Longmeridiaan. We masseren vanaf Long 1 via de arm naar Long 9 om een afvoerend en stimulerend effect te creëren.

Belangrijk bij beide meridiaanmassage accenten is dat we nauwkeurig de meridiaan volgen met een constante druk en in een constant tempo.

10.3   Druktechnieken

Twee handen techniek

Een van de kenmerken van de cosmetische Shiatsu methode is dat beide handen van de behandelaar contact houden met de klant/ ontvanger. Er is altijd een verbondenheid van twee handen.

Deze verbondenheid bepaalt het huidcontact bij Shiatsu Kosmetiek. Door op deze wijze te masseren verplicht het je tot bepaalde handelingen en technieken. Het vereist het constant contact houden met beide handen, ook tijdens de overgangen van de ene naar de andere handeling. Op die manier kan men de energiestroom van de ontvanger volgen.

Het gevoel dat de energie door het lichaam gaat stromen noemen we pulseren. Om een diepere, doorwerkende en helende reactie te krijgen dient men de massagedruk langer aan te houden. Wanneer men een drukpunt op een bewuste manier gedurende een paar minuten vasthoudt en daarbij langzaam adem haalt, kan men in dat drukpunt een pulsering voelen.

We noemen deze pulsatie, polarisatie van de levensenergie of de levensecho. Die pulsering is een goed teken. Ze wijst erop dat de circulatie van energie toeneemt zodat de spanning kan verminderen en dat de blokkades beginnen op te lossen. Let op het soort pulsering dat je voelt. Als het een golvend, kloppend of heel vaag gevoel is houd het punt vast totdat het ritme duidelijker, evenwichtiger en vloeiender wordt. Deze pulsatie lijkt op het voelen van de polsslag.

Als we geen pulsering voelen kunnen we andere aanwijzingen krijgen dat de levensenergie vrij gaat stromen. Deze aanwijzingen zijn:

✦ het warmer of kouder, lichter of zwaarder worden van bepaalde lichaamsdelen
✦ tintelingen of trillingen gelijkend op het slaap-in-het-been gevoel
✦ ontspanning van gespannen spieren
✦ buik en/of darmrommelingen, hoestbuien
✦ huil en/of lachbuien
✦ jeuk en/of pijnlijke reacties.

Al deze aanwijzingen kunnen op de plek waar gemasseerd wordt worden waargenomen of op andere distale plaatsen van het lichaam.

Soms zijn de blokkades zo chronisch of zo sterk aanwezig dat pulsering pas gevoeld kan worden bij een vervolgbehandeling. Ook als zowel de behandelaar als de ontvanger zich niet goed kan ontspannen tijdens de massage wordt het voelen van een pulsering moeilijker zo niet onmogelijk. De ervaring speelt ook een belangrijke rol. Door veel te masseren, veel te voelen ontwikkelt men gevoelige handen.

Loodrechte druk

Loodrechte druk bepaalt de drukrichting op het lichaam. Indringende druk, loodrecht op het lichaam, is bevorderlijk voor een intensieve massage. De richting van de druk is gericht naar het midden van het lichaam en onder een rechte hoek ten opzichte van het oppervlak waarmee men contact maakt. Loodrechte stilstaande druk geeft direct toegang tot de energie van de ontvanger in relatie tot de anatomie van een drukpunt.

Als de druk niet loodrecht is zal de druk tegen de zijkanten van de hals aankomen en in de oppervlakkige weefsels terechtkomen, zie afbeelding 1. De stand van de massagehand is belangrijk waardoor de drukverdeling op de totale hand of vingers moet worden waargenomen.

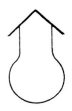
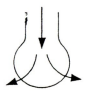
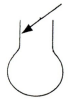

Chinees karakter
voor drukpunt.

Loodrechte druk.
Deze druk komt in de
grotere ruimte en in de
diepere energieniveaus.

Schuine druk.
Deze druk komt tegen
de hals aan en in de
oppervlakkige weefsels.

Afbeelding 1. Anatomie van de drukrichting in een drukpunt.

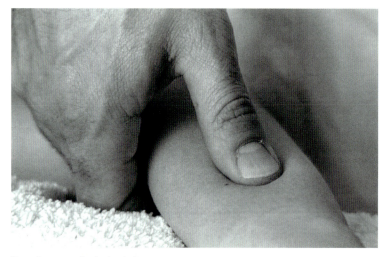

Toepassing van een loodrechte druk

Schuine druk, drukrichting aangepast aan het weefsel

Schuine druk of druk aangepast aan het weefsel wordt toegepast op bepaalde kwetsbare delen van ons lichaam door de anatomische ligging van bepaalde drukpunten. In de praktijk zien we dat bij de massage van de ooghuid. Op de bovenste oogkassen is de drukrichting aangepast aan het weefsel omdat anders de oogbollen onder druk komen te staan. Ook bij de keel, dit is een plek waar veel mensen spanningen hebben, kan men beter geen loodrechte druk toepassen.

De stand van de duimen is cruciaal want we mogen geen druk geven via de uiterste topjes van de duimen. Het drukcontact komt via de duimkussentjes tot stand, de druk is nu beter verdeeld over de duimen en het voelt een stuk vriendelijker aan.

Stationaire druk

De stationaire druk bepaalt het druktempo en de drukeffectiviteit. De duur van de druk op de punten varieert van 3 tot 10 seconden, maar in sommige gevallen zijn er veel meer seconden nodig.

Druk op die wijze toegepast, dringt het lichaam binnen en stimuleert het parasympathische zenuwstelsel, dat op zijn beurt via de meridianen, de inwendige organen en het lichaam als geheel in balans brengt. Het tempo van de meridiaanmassage bedraagt circa 9 seconden per 10 centimeter.

Ondersteunende druk

De ondersteunende druk bestaat uit de massage met de passieve hand en de actieve hand. De passieve hand is de ondersteunende Yinkracht. De Yang-kracht vinden we terug in de actieve massagehand. Door deze twee krach-ten tegelijk in te zetten kunnen we de energiestroom in balans brengen.

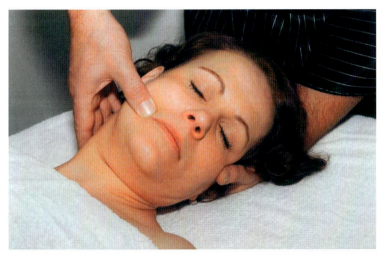

Toepassing van een ondersteunende druk

Er kan geen goede massagewerking zijn als de druk die van de ene kant komt niet ondersteund wordt door de andere zijde. De relatie tussen de passieve en actieve massagehand is de relatie tussen Yin en Yang. Bij Shiatsu Kosmetiek geeft de ondersteunende hand de steun die het lichaam binnen-dringt en die het lichaam in de juiste conditie brengt voor de werking van de massage. Zonder die kracht blijft de werking van de actieve massagehand oppervlakkig. De wisselwerking tussen de twee handen is de enige metho-de die op een doeltreffende wijze een evenwichtige energiestroom in ons lichaam tot stand brengt.

10.4 Massagetechnieken

Drukpuntmassage – drukmethode

De werkhouding bij deze massagetechniek is het belangrijkste gegeven. Door tijdens de massage het lichaam naar voren te laten komen, bepaalt men met het volume van het eigen lichaam, de juiste dosis massagedruk. Als een hefboom laat men het lichaam naar voren komen terwijl we de massagehandeling inzetten. De massagedruk voelt heel natuurlijk aan als we tijdens de druk naar binnen toe bewegen.

Wanneer men de vingertoppen naar voren beweegt terwijl men drukt, heeft de massage weinig of geen resultaat. Van cruciaal belang is dat men de armen, schouders, polsen en ellebogen geheel ontspant en mee laat bewegen terwijl men drukt. Het is belangrijk dat men het gevoel heeft alsof men de handen naar zich toe trekt terwijl men druk uitoefent.

Doel van de drukpuntmassage is ontspanning voor de huid, vooral bij een vermoeide of overgevoelige huid is dit een goede techniek.

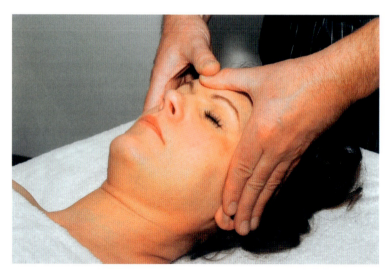

Toepassing van drukpuntmassage.

Duim-op-duimtechniek is een klassieke vorm van een drukpuntmassage waar bij de ene duim op de andere wordt gezet. Ook deze drukmethode vindt plaats door het lichaam tijdens de massage naar voren te laten komen vanuit een totale ontspanning.

Meridiaanmassage

Meridiaanmassage vervolgt zijn weg door al diep strijkend van punt naar punt te gaan, de meridiaan als leidraad te nemen.

We geven aandacht aan die plaatsen waar de duimen duidelijk de spanningsverschillen voelen. Dit zijn meestal de plaatsen waar zich de drukpunten bevinden.

De wijze waarop de handen gebruikt worden hangt af van de grootte van het lichaamsdeel dat men gaat masseren. Meestal omvatten de handen tijdens de meridiaanmassage het hele huidoppervlak.

Doel van de meridiaanmassage is om de gevoeligheid en de elasticiteit van de huid te bevorderen en om de huid een zacht en glanzend effect te geven. Verder wordt de bloedsomloop verbeterd, deze wordt gestimuleerd door aandacht te geven aan die delen waar men koude en/of gevoelloosheid waarneemt, ten gevolge van stagnaties in de bloedcirculatie.

Tevens verbetert het de werking van de zweet- en talgklieren, de lymfestroming en het zenuwstelsel, tezamen met de spieren en de inwendige organen.

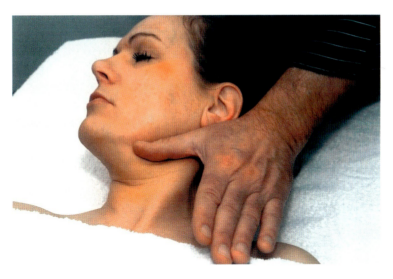

Toepassing van meridiaanmassage.
Begin van de halsmassage

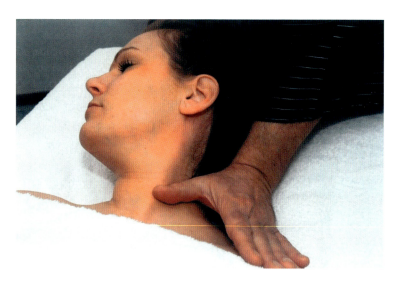

Vervolg van de halsmassage.

Kneding – petrissage

De knedingen bij Shiatsu zijn niet oppervlakkig op de huid gericht doch meer op het dieper liggende weefsel waar tevens de drukpunten verscholen liggen in de botstructuren. Met de vingertoppen kunnen we de wenkbrauwen en de onderkaak kneden terwijl we tegelijkertijd drukpunten mee masseren die op de hormoonhuishouding werken.

Knedingen worden meer aangezet vanuit de handen dan vanuit het lichaam. Dat betekent dat alleen bij deze technieken het bewegen vanuit het lichaam minder duidelijk aanwezig is. Om grotere delen van het lichaam te kunnen kneden, maken we meer gebruik van de handpalmen, waarbij de gehele hand de kneding kracht bijzet.

Doel van het kneden is om de huid te stimuleren en om de bloed-, energie- en lymfecirculatie te activeren.

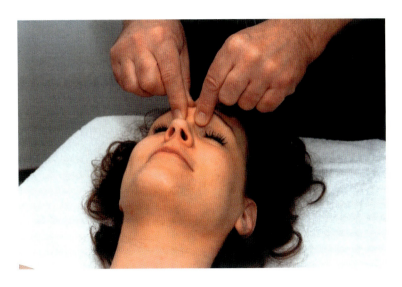

Toepassing wenkbrauwkneding.

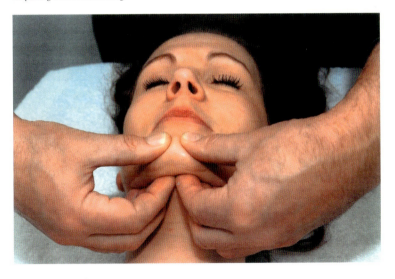

Toepassing kaakkneding.

Vingertoppentapotements - tokkelen

Voor de hoofdhuid passen we tokkelende bewegingen met de vingertoppen toe. Terwijl we deze techniek toepassen moeten we zorgen dat we de schouders, ellebogen en de polsen ontspannen houden. Tevens moeten we deze techniek ritmisch uitvoeren. Als we op de hoofdhuid over een korte tijd vingertoppentapotements toepassen dan zal dit een stimulerend Yang-effect geven. Wanneer we dit minutenlang aanhouden dan zal de reactie kalmerend Yin van aard zijn.

Door alleen de tijdsduur te veranderen creëren we een andere reactie op deze eenvoudige massagetechniek.

Doel van het tokkelen is; het geeft een stimulerend effect op het ontgiften van het lichaam, het bevordert de bloedsomloop en de energiestroming in de meridianen.

10.5   Bijzondere technieken

Handpalmtechnieken

Handpalmtechnieken staan bekend om de verzachtende en doordringende werking. De handpalm en de vingers moeten ten alle tijde ontspannen zijn en contact houden met het te masseren lichaamsdeel. De handen moeten als het ware de glooiingen en de contouren van de verschillende lichaamsdelen volgen.

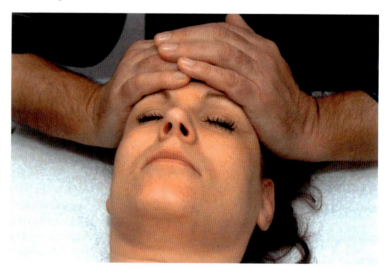

Toepassing van een handpalmtechniek.

Vinger-op-vingertechniek

Deze methode wordt meestal toegepast op die meridianen die over het midden van het lichaam lopen zoals de Dumo en de Renmo.

De massage wordt uitgevoerd door de top van de ene duim luchtig op de nagel van de andere duim te zetten. Een variatie op deze methode is de middelvinger-op-wijsvingertechniek. Hierbij wordt de top van de middelvinger gezet op de nagel van de wijsvinger van dezelfde hand. Met deze positie kan men goed gedoceerd de massagedruk toepassen.

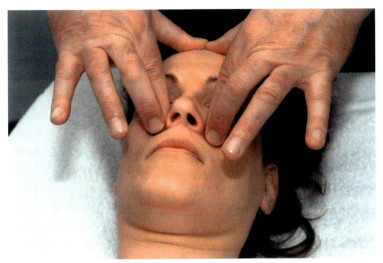

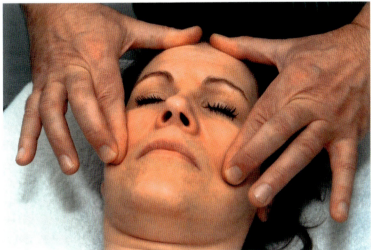

Toepassingen van een vinger-op-vingertechniek, de ruitenwisser.

Pinktechniek

Bij Shiatsu Kosmetiek is het een kwestie van veel masseren met de individuele vinger terwijl er een optimaal huidcontact blijft bestaan. De pinktechniek is hier een duidelijk voorbeeld van.

Door de pink in de binnenooghoek te plaatsen op het drukpunt Blaas 1, bepalen we hier precies de juiste dosis massagedruk op deze gevoelige plek. Anatomisch gezien past onze pink goed op deze locatie.

Er zijn veel technieken om met de individuele vinger te masseren, vaak hangt de techniek af op welk lichaamsdeel men gaat masseren en vanuit welke houding dat gebeurt.

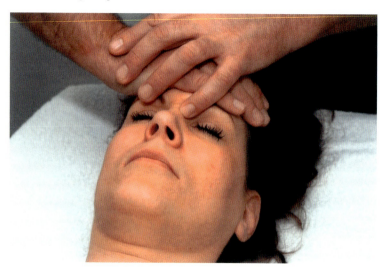

Toepassing van de pinktechniek.

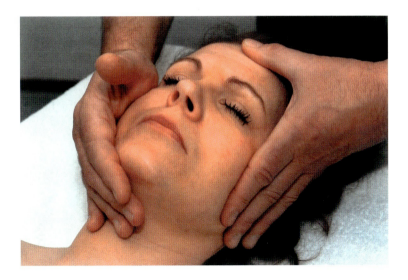

Toepassing vervolg pinktechniek.

Pianotechniek

Een veel toegepaste techniek is de druk met de vier aaneengesloten vingers onder het jukbeen, de pianotechniek.

De vier vingertoppen vormen als het ware een klauwtje onder de jukboog terwijl een afrollende druk, van wijsvinger naar de pink, de gehele jukboog masseert. Deze pianotechniek is goed om de huidconditie een oppepper te geven, daar de jukboog direct in relatie staat met diverse systemen, die verantwoordelijk zijn voor het goed verloop van de functies van de huid.

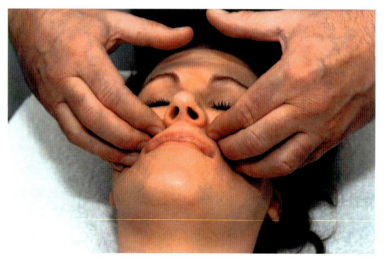

Toepassing van de pianotechniek.

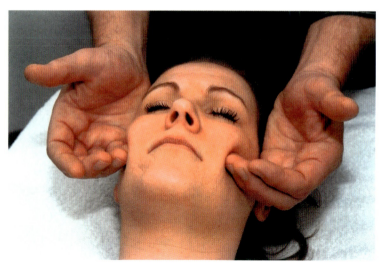

Toepassing vervolg pianotechniek.

Strekkingen

Strekkingen kunnen worden toegepast om twee redenen:

+ voor diagnostische gegevens
+ om hun cosmetische werking.

Bij een strekking kan men voelen of een meridiaan te veel of te weinig energie heeft. Door deze dan te strekken kunnen we de meridiaan dieper masseren om het effect van de massage te vergroten.

Bij een panniculosebehandeling wordt het been schuin gelegd. De meridianen worden gestrekt terwijl bepaalde meridiaantrajecten met specifieke massagetechnieken gemasseerd worden in de richting van het hart. Deze strekkingen geven een beter beeld waar zich de huidproblemen bevinden en ook waar de oorzaken vandaan komen.

Binnenzijde van het bovenbeen heeft een relatie met de Levermeridiaan. Oorzaak is dan meestal een ophoping van gif- en/of afvalstoffen al dan niet in combinatie met een emotionele blokkade.

De tweede reden is dat bepaalde cosmetische problemen beter reageren middels een strektechniek.

De wenkbrauwstrekking wordt toegepast bij mensen die last hebben van en verslapte ooghuid waardoor overhangende oogleden kunnen ontstaan.

Belangrijk bij alle strekkingen is dat men in alle rust de strekking inzet, even vasthoudt en daarna pas de strekking langzaam los laat. Dit langzaam los laten is belangrijk om een schrikeffect te voorkomen. Dit effect kan het tegenovergestelde resultaat tot gevolg hebben waardoor het zijn werking teniet doet.

Ook strekkingen worden altijd met beide handen uitgevoerd vanuit een ontspannen lichaam.

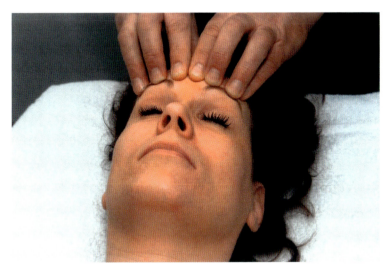

Toepassing van strektechnieken.

11

De oosterse
huidanalyse

11.1   Reflexzones in het gezicht

Volgens de Chinese gelaatkunde correspondeert elk deel van het gezicht
met een bepaald inwendig orgaan, en beïnvloedt een disharmonie in een
orgaan de kleur, het weefsel of de vochtigheid in dat deel van het gezicht.
Onze huid is onze uitwendige materiële grens en staat tegelijkertijd in verbinding met de ons omringende wereld. In de huid vertonen wij ons aan
de wereld, zij weerspiegelt ons zijn naar buiten.
Men kan stellen dat al het zichtbare op de huid een reflectie is van het
onzichtbare. De huid is een projectiescherm van alle inwendige organen,
iedere verstoring in één van die organen kan op de huid zichtbaar worden.

Reflexzones in het gezicht zijn projectiegebieden die, net zoals de drukpunten en de meridianen, een relatie hebben met de conditie van de inwendige orgaansystemen. Dat betekent, ondanks het feit dat ze alle een
relatie hebben met de reflectie van de inwendige organen, ze ieder een
afzonderlijk systeem vormen.
✦ Drukpunten en meridianen vertegenwoordigen onze energiehuishouding en worden geleid via het meridiaanstelsel. Zij zijn gerelateerd aan
   de energetische conditie van de organen.
✦ Reflexzones in het gezicht vertegenwoordigen ons zenuwstelsel en
   worden geleid via de zenuwbanen.
   Zij zijn gerelateerd aan de reflexen van de organen.

Omdat het twee totaal verschillende systemen zijn, waarbij elk systeem
op zich een relatie heeft met de conditie van de organen, kunnen er op
hetzelfde gezichtsdeel verschillen in benamingen ontstaan. Dit kan in het
begin verwarrend overkomen. Maak daarom geen vergelijkingen maar
combineer deze twee systemen naast elkaar. Gebruik de kennis van de reflexzones in het gezicht als een extra bron van informatie voor de oosterse
huidanalyse.

In de praktijk betekent dit, dat we twee verschillende systemen gecombineerd gebruiken, om de daar op voorkomende symptomen in relatie te brengen, met de oorzaken van de huidproblemen.

Opvallend voor de reflexzones in het gezicht is dat op hun oppervlak alle huidfuncties zijn terug te vinden. Zoals de overactieve en onderactieve functies van de huid. Over het algemeen zal een verstoring in het gezicht samenhangen met een disbalans in het verbonden huidgebied. Is er een functie van de huid uit evenwicht dan zal dit kunnen leiden tot bepaalde huidproblemen in sommige huidzones. Worden deze verstoringen door massage opgeheven dan kan er verbetering van die zones verwacht worden.

Spanning in een bepaalde reflexzone kan duiden op een spanning in het verbonden orgaan. Door ontspannende massage van de reflexzone krijgt het orgaan een rustgevende impuls.

Slapte in een bepaalde reflexzone betekent gebrek aan activiteit in het verbonden orgaan. Een stimulans op de reflexzone stimuleert ook het verbonden orgaansysteem.

11.2   Locatie reflexzones

De reflexzones in het gezicht zijn als volgt verdeeld:

+ het hoofdhaar en de hoofdhuid • Nieren en Blaas
+ bovendeel voorhoofd • Nieren en Blaas
+ middendeel voorhoofd • Hart en Dunne darm
+ boven de neusbrug • Lever en Galblaas
+ middenlijn voorhoofd • Longen en Dikke darm
+ wenkbrauwen • Nieren en Blaas
+ de ogen en de buitenooghoeken • Lever en Galblaas
+ oogleden • Milt en Maag
+ oogwallen: vet • Lever en Galblaas
+ oogwallen: vocht • Nieren en Blaas
+ neusbrug • Hart en Dunne darm
+ neustopje • Milt en Maag
+ de neus • Longen en Dikke darm
+ de jukboog • Longen en Dikke darm
+ de wangen • Milt en Maag
+ boven de mond • Nieren en Blaas
+ de mond en lippen • Milt en Maag, Hart en darmen
+ de kin en onderkaak • Nieren en Blaas
+ de oren • Nieren en Blaas
+ zijkant wangen/kaakhoek • Lever en Galblaas.

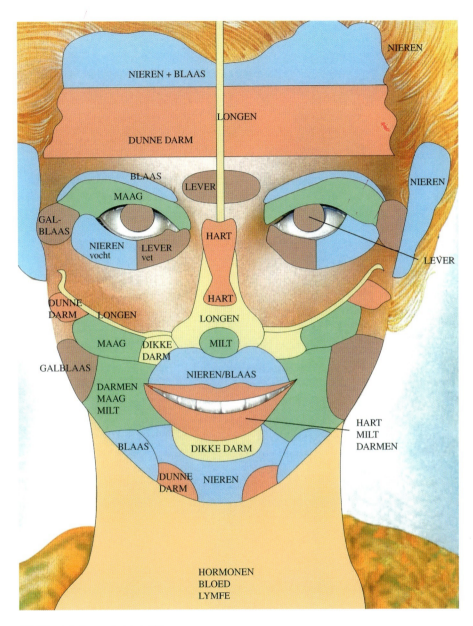

Afbeelding 1. Reflexzones in het gezicht.

11.3   Het behandelplan

De essentie van een behandelplan is het beschrijven wat je gaat doen aan de hand van de verzamelde informatie.

Vanuit een westerse huiddiagnose moeten we een vertaling maken naar de oosterse huidanalyse om tot een goed behandelplan te komen. De westerse kennis over de functies van de huid en de problemen die zich daar voor kunnen doen vormen uiteraard een aanvulling op de oosterse visie over de huid.

De noodzaak om relevante en uitgebreide gegevens te verzamelen is van essentieel belang voor elk beoordelingsproces. Zonder deze informatie om tot een oordeel te komen is het onmogelijk een hypothese te formuleren van wat er mis is en wat er aan gedaan moet worden. Ook het ordenen van de informatie is een moeilijk proces dat altijd weer anders is.

De nadruk ligt op de verandering en hoe verandering de waargenomen symptomen beïnvloedt. Een behandelplan wordt dan ook van tijd tot tijd bijgesteld omdat er continu veranderingen plaatsvinden in de conditie van de huid en zijn vele functies. Doel is dus om de belangrijkste oorzaken te achterhalen door de juiste interpretaties te maken en te kijken, te vragen en te voelen wat de opmerkelijkste gespannen of ontspannen huidzones zijn.

Het analytisch proces van een cosmetische Shiatsu massage is een veelomvattende en ingewikkelde procedure. Ieder signaal krijgt pas betekenis wanneer het in samenhang met de andere signalen wordt gezien. In de ene context kan het iets anders betekenen dan in de andere. Soms vallen de aanwijzingen keurig op hun plaats en wijzen ze unaniem op een bepaalde disbalans. Soms lijken ze met elkaar in tegenspraak te zijn, zodat we eerst nauwkeurig op zoek moeten naar een verklaring voordat we kunnen vaststellen wat er aan de hand is.

Verschillen in de bevindingen moeten tegenover elkaar afgewogen worden. Sommige aanwijzingen zijn belangrijker dan andere en krijgen meer aandacht. Symptomen en tekens worden op een begrijpelijke manier gegroepeerd. Samen dienen die groepen als basis voor het behandelplan. Gelijkenissen moeten bijeen gegroepeerd worden om de belangrijkste oorzaken duidelijk te krijgen.

De kennis die we nodig hebben voor het maken van een oosterse huidanalyse halen we uit de volgende aspecten:
+ de kennis van de locatie, de werking en de eigenschappen van:
  • de drukpunten en de meridianen met de huidfuncties

- de kennis van de locatie, de werking en de eigenschappen van:
  - de reflexzones met de oosterse huiddiagnose
- de kennis van de massagedoelen bij de diverse handelingen
- de kennis van de toepassing van de diverse massagetechnieken.

Bij het ontwikkelen van een behandelplan is het de bedoeling om gerichte informatie in te winnen via een bepaalde werkwijze. Deze werkwijze ziet er als volgt uit:
- verzamelen van relevante informatie ten behoeve van de behandeling, hier in kunnen de volgende aspecten een rol spelen:
  - intake persoonlijke gegevens klant: beroep, leeftijd etc.
  - korte anamnese over het ontstaan en de ontwikkeling van de huidproblemen en de eventuele bijkomende klachten, vragen over acute, chronische of erfelijke huidproblemen kunnen een belangrijke rol spelen
- kijken naar de huidsoort en de huidproblemen, de gelaatskleur en gelaatstrekken, het hoofdhaar en de nagels
- kijken naar de plooien op de onderarmen en/of op de neus
- reden van bezoek, wensen en verwachtingen van de klant
- korte toelichting en uitleg geven van de Shiatsu behandeling
- het beschrijven van de aangepaste massagegrepen en/of massageaccenten, dit kunnen bepaalde drukpunten, meridianen en/of specifieke massagehandelingen zijn die extra aandacht krijgen tijdens de behandeling
- adviezen geven over huidverzorging in kuurverband, adviezen over cosmetica en voedingsadviezen.

Het behandelplan kan na de massage nog bijgesteld moeten worden omdat de reactie van de huid anders kan verlopen dat we hadden verwacht. Deze reactie kan belangrijk zijn voor een volgende behandeling.
Belangrijk is dat men het behandelplan kan onderbouwen en toelichten, het hoe en waarom, wat de motivaties waren om het zo op te stellen.

11.4   De oosterse huidanalyse

Er zijn een aantal factoren die een prominente rol spelen binnen de oosterse huidanalyse, deze zijn:
- Huidspanning:
  - Voelen van de opmerkelijke gespannen en ontspannen huidgebieden en/of zones.

+ Huidverkleuring:
  • Kijken naar de huidconditie, de gelaatskleur en de locaties van de huiduitslag.
+ Huidtemperatuur:
  • Voelen van de opmerkelijke warme of koude huidgebieden en/of zones.
+ Gevoeligheidsreactie:
  • Voelen van gevoelige en/of pijnlijke drukpunten, meridianen en/of reflexzones.

+ *Huidspanning.*

Ontspanning

Bij opmerkelijke ontspannen huidzones kunnen we de volgende symptomen tegenkomen:

+ een bleke, vale huidskleur
+ bij aanraking wordt er geen of weinig weerstand gevoeld
+ de huidtemperatuur ligt iets onder die van de omringende huid
+ een slappe, rimpelige huid.

Ontspannen huidzones in het gezicht zijn meestal te vinden onder de ogen, onder de neusvleugels, onder de mondhoeken en onder het jukbeen.

Spanning

Bij opmerkelijke gespannen huidzones zien we meestal de volgende symptomen:

+ een heldere huidskleur vaak met rode vlekken
+ bij aanraking wordt er altijd weerstand gevoeld
+ de huidtemperatuur ligt iets boven die van de omringende huid
+ een glimmende, strakke huid.

Gespannen huidzones zijn meestal te vinden in het midden tussen de neus en de lippen, voor de kaakhoeken, de zijkanten van de neus en de zijkanten van de mondhoeken.

+ *Huidverkleuring.*

De verkleuring van een bepaald deel van het gezicht geeft nauwkeurige informatie over de aard van de verstoring. Er zijn diverse factoren die een invloed kunnen uitoefenen op de verkleuring van de huid, deze factoren zijn:

+ de gelaatskleur relaties:
  • emotionele huidreacties, familiare en erfelijke factoren, disbalans of ziekten

- ✦ lokale huidreacties:
  - • allergieën, intolerantieverschijnselen, huidirritaties, vet of vocht-wallen
- ✦ pigmentverschuivingen:
  - • kleurverschillen: geel/bruin in relatie tot de Lever en de Galblaas, zwart in relatie tot de Nieren, erfelijke en hormonale factoren en de reacties op medicatie en/of röntgenstraling
- ✦ weersinvloeden:
  - • zon en koude invloeden bijvoorbeeld in relatie tot de werkomstan-digheden.

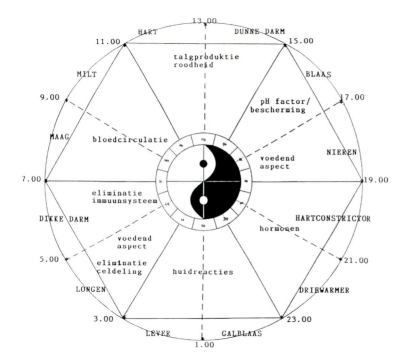

Afbeelding 2. De Chinese klok.

◆ *Huidtemperatuur.*

Temperatuurverschillen kunnen normaal zijn op de huid door verhoogde activiteiten van de orgaansystemen bij de warmtecyclussen van het bioritme. Om een verkeerde interpretatie van de huidtemperatuur te voorkomen kan men een klok hanteren met tijden wanneer de organen het actiefst zijn en dus meer warmte uitstralen dan normaal. Dit kunnen we aflezen van de Chinese klok. Deze klok geeft aan wanneer de energie in bepaalde organen het actiefst is. Dat betekent dat er op bepaalde uren meer warmte wordt afgegeven op huidzones die in relatie staan tot die energieën.

De meeste actieve uren van de huid liggen tussen drie en zes uur midden in de nacht. Dan neemt de huid werkstoffen uit het bloed op en stoot zij afvalstoffen af. Daarom is het belangrijk voor het slapen de huid intensief te reinigen. Deze huidactiviteit loopt synchroon met de Longactiviteit.

◆ *Gevoeligheidsreactie.*

Op bepaalde drukpunten en meridianen en bij sommige massagetechnieken kan er pijn of gevoeligheid optreden. Deze reactie kan duiden op een verstoring van bepaalde lichaamsprocessen. Ook drukpunten die van nature nooit gevoelig zijn, maar die tijdens de massage erg gevoelig worden, kan een verwijzing zijn naar de oorzaken van huidproblemen.

De massagetijd, de duur van het drukken en het herhalen van bepaalde massagetrajecten spelen ook een rol mee. Geen pijn of gevoeligheid bij welke massagedruk dan ook kan in principe duiden op een goede gezondheid en energiebalans ter plaatse. We moeten er vanuit gaan dat er geen storende pijnreacties mogen ontstaan tijdens een cosmetische massage. Dit zou de ontspanning en de werking van de massage negatief kunnen beïnvloeden. We herhalen de meeste massagehandelingen drie keer om de parasympathicus tijd te geven te reageren op de gevoeligheidsprikkel. Als deze prikkel vermindert kunnen we er vanuit gaan dat de pulsatie van energie weer levendig wordt en dat er een stroming plaatsvindt.

Methode
shiatsu kosmetiek

Precies zoals geen twee mensen gelijk zijn, zo zijn ook geen twee huiden hetzelfde. Er zijn zoveel elementen die een rol spelen dat we de individuele kenmerken nooit uit het oog mogen verliezen. Om toch zoveel mogelijk te kunnen inspelen op ieders behoefte, bestaat er een indeling van de verschillende huidtypes.

In de methode van Shiatsu Kosmetiek zijn de huidtypen ingedeeld op basis van hun relaties met het meridiaanstelsel en de energiehuishouding. Vanuit deze Shiatsu relaties komen we tot een aantal massagemogelijkheden.

Bij de massage van de mannenhuid worden er binnen de Shiatsu methode geen massageverschillen behandeld, als het gaat om de energiecirculatie in het lichaam. Het verloop van de circulatie van energie is bij mannen en vrouwen identiek. Dat betekent dat de massage van kalmering en stimulering op dezelfde wijze plaatsvindt. Dit laatste geldt ook voor de donkere huid.

12.1   Droge huid - vochtarm

Om een idee te krijgen hoe een Shiatsu Kosmetiek massagebehandeling in de praktijk ontstaat, beschrijven we de massageaccenten en de massagedoelen van de droge huid met een verstoorde vochtbalans.

De huid is de graadmeter van de gezondheid en weerspiegelt de conditie van het lichaam. Een droge huid is een waarschuwingssignaal. Het betekent vaak meer dan een droge huid alleen, ze staat niet op zichzelf, de droogte zit als het ware door het hele lichaam. Het is dus niet alleen een huidprobleem doch het betekent dat alle delen van het lichaam geölied moeten worden.

Deze holistische visie is kenmerkend voor een cosmetische Shiatsumassage en past in feite bij alle huidproblemen. Dat betekent dat we de vochtproblemen zowel van binnenuit als van buitenaf moeten stimuleren.

Doordat het vochtprobleem ook in de diepte wordt aangepakt zal de huid-conditie niet een tijdelijke vooruitgang laten zien maar over een langer termijn een duidelijke verbetering teweeg brengen. Als we daarbij ook aandacht geven aan de voeding, de thuisverzorging van de huid en de huid beschermen tegen allerlei invloeden van buitenaf, dan kan zelfs het vochtprobleem tot het verleden gaan behoren.

12.2   De organische lichaamsvloeistoffen – Jin-Ye

De organische vloeistoffen of lichaamsvochten bevochtigen niet alleen de huid maar ook alle andere delen van het lichaam. Als er een tekort aan deze lichaamsvochten ontstaat dan spreken we van een droogte. Deze droogte staat onder directe controle van de Longenergie die op zijn beurt bij verstoring de huid droog en vochtarm kan maken. Hierbij spreken we dan van een verstoorde vochtbalans van de huid.

Jin-Ye is te vertalen als organische vloeistoffen of lichaamsvochten. Het wordt gevormd uit voedsel en drank gelijklopend met het spijsverteringsproces. Jin-Ye kan onderverdeeld worden in twee groepen, namelijk:

✦ Jin betekent lichaamsvocht, alles wat vloeibaar is. Het Jindeel verwijst naar de heldere, lichtere en waterige vloeistoffen. Deze zijn meer betrokken bij externe functies en worden ook wel het Yangdeel van de lichaamsvochten genoemd. Dit deel zal onder invloed van de Longen de huid en de spieren bevochtigen en verwarmen.

Het Jindeel heeft verschillende relaties met lichaamsvochten, deze zijn:

✦ het speeksel, onder invloed van de Milt en de Maagenergie
✦ het traanvocht, onder invloed van de Lever en de Galblaasenergie
✦ de zweetsecretie, onder invloed van de Long en Dikke darmenergie.
✦ Ye betekent lichaamssap, vloeistoffen van de levende organismen. Het Yedeel bestaat uit troebele, gebonden en zwaardere vloeistoffen. Deze vinden we meer terug bij interne functies. Dit deel wordt wel het Yindeel genoemd, het wordt over het hele lichaam gedistribueerd.

Het Yedeel heeft verschillende relaties met lichaamsvochten, deze zijn:

✦ het been/ruggenmerg, onder invloed van de Nier en Blaasenergie
✦ het hersenvocht, onder invloed van de Nier en Blaasenergie
✦ de urine, onder invloed van de Nier en Blaasenergie
✦ de gewrichtsvloeistoffen, onder invloed van de Milt en Maag energie, Lever en Galblaasenergie en de Nier en Blaasenergie

+ het slijm, onder invloed van de Long en Dikke darmenergie, deze vloeistof kan zowel helder als troebel zijn afhankelijk van zijn acute of chronische stadium.

De functies van de organische lichaamsvloeistoffen zijn:
+ bevochtigen en deels voeden van de huid, de haren, de beenderen, de bloedvaten, de gewrichten, de hersenen, de spieren, de organen, de weefsels en het merg
+ regelen van de lichaamstemperatuur:
  • verkoeling ten gevolge van verdamping op de huid door te zweten, dit is de pH factor
  • verhoogde doorbloeding van plaatsen die te warm zijn geworden, gevolg opvliegers en nachtzweten
  • verminderde doorbloeding van plaatsen die te koud zijn geworden, gevolg stagnaties en oedeemvorming
+ transportfuncties:
  • aanvoer van alle mogelijke lichaamseigen afweerstoffen, hormonen, voedingsstoffen en zuurstof
  • afvoer van alle mogelijke gif en afvalstoffen
+ Jin-Ye geeft ondersteuning aan het aspect van bloedvorming:
  • relaties tussen het bloed en Jin-Ye zijn:
    • beide zijn vloeistoffen, basale natuur heeft veel gelijkenissen
    • verschillend in mogelijkheid tot voeden, bloed is sterker en heeft meer potentie
    • vloeistof vermindering kan leiden tot bloeddeficiëntie, bloedingen kunnen leiden tot vloeistofdeficiëntie, een slecht doorbloede huid gaat vaak samen met een droge, vochtarme huid
+ Jin-Ye verzekeren het Yin en Yangevenwicht:
  • te weinig lichaamsvochten geeft uitdroging en uitputting.

12.3   De oorzaken

Er zijn diverse oorzaken waardoor een droge huid met vochtarme aspecten kan ontstaan, deze zijn:
1. energetische verstoringen
2. bloedcirculatieverstoringen
3. hormonale verstoringen
4. invloeden van buitenaf
5. erfelijke factoren
6. voedingsproblemen
7. medicatiegebruik
8. diverse ziekten.

De vochtbalans van de huid staat onder controle van een aantal orgaansystemen. Er zijn diverse functies die onderactief kunnen zijn binnen deze systemen die daardoor een relatie kunnen hebben met een vochtprobleem op de huid. Deze systemen zijn:

+ Longen en Dikke darmenergie:
  * directe bevochtiging van de huid
  * vrije beweging van de lichaamsvochten door het lichaam
  * de zweetsecretie, het te veel of te weinig transpireren
  * dalende en verspreidende circulatiefunctie van de vochten
+ Milt en Maagenergie:
  * transformatie van lichaamsvochten uit voeding
  * transport van lichaamsvochten door het hele lichaam
  * vochtcirculatie en vochtregulatie
+ Nier en Blaasenergie:
  * indirecte bevochtiging van de huid
  * beweging van de lichaamsvochten, vochtregulatie
  * ontvangen, zuiveren en uitscheiden lichaamsvochten
+ Driewarmerenergie:
  * coördinerende functie van de bovenstaande systemen
  * kanaliserende functie van de lichaamsvochten.

Ad. 2 Bloedcirculatieverstoringen:

In het oosten heeft het begrip bloed niet dezelfde betekenis als in het westen, hoewel ze enige overeenkomstige kenmerken heeft. Naast het materiële kenmerk omvat het bloed ook een functioneel kenmerk namelijk de bloedkracht oftewel de Bloedenergie.

Dit heeft te maken met verschillende activiteiten van het bloed zoals het continu circuleren door het lichaam, de voedende en onderhoudende functie en de bevochtigende functie.
Er kan een kwantitatief bloedtekort zijn zoals bij bloedingen en er kan een kwalitatief bloedtekort zijn oftewel een functioneel tekort aan bloed, dan hebben we het over een energetisch probleem. Bloedstagnatie kan een vochttekort geven op de huid, meestal gaat hier een energieblokkade aan vooraf.

Ad. 3 Hormonale verstoringen:

Productie van thyroxine onder invloed van de Maagenergiepunten of te weinig aanmaak van cortisonen door verstoringen van de Nierenergie, kunnen mede een oorzaak zijn van diverse vochtproblemen op de huid. Ook het anti diuretisch hormoon in de hypofyse kan een belangrijke rol spelen bij de vochtbalans van de huid.

Klimatologische omstandigheden zoals een slechte koude of zon bescher-ming, werkomstandigheden zoals het werken in een ruimte met veel air-conditioning, kunnen een oorzaak zijn van een droge, vochtarme huid.

Ad. 5 Erfelijke factoren:
De van nature droge huid is moeilijk te behandelen. Het probleem zit die-per en het zal zeker langer duren om enige resultaten te behalen. Uiteraard kunnen we wel de duidelijke zichtbare verschijnselen, zoals schilfering van de huid, behandelen.

Ad. 6 Voedingsproblemen:
Slecht voor een droge, vochtarme huid is te weinig drinken. Veel vochtin-name is het belangrijkste advies voor een mooie huid zonder vochtproble-men. Vooral kippensoep stimuleert de aanmaak van vochten in het lichaam.

Ad. 7 Medicatiegebruik:
Te veel medicijnen of overmatig drugsgebruik kunnen leiden tot een huid met een tekort aan vocht. Er zijn veel medicijnen waarbij een droge mond een bijwerking is.

Ad. 8 Diverse ziekten:
Ziekten waarbij koorts aanwezig is, diarree of braken en regelmatig bloed-verlies kunnen leiden tot een verstoorde vochtbalans.

12.4 De symptomen

Algemene symptomen
Om te weten welke oorzaken het meest op de voorgrond treden, kunnen we aan de hand van de symptomen bepalen welke massageaccenten we gaan gebruiken.
Eerst zijn er de algemene symptomen die we herkennen, deze zijn:
+ de huid voelt droog aan en geeft een trekkerig gevoel
+ de poriën zijn fijn en nauwelijks zichtbaar
+ een mat, craqueléachtig aanzien
+ een slappe, bleke huid soms met schilfers
+ een ruwe huid die soms wat kouder aanvoelt
+ rimpelvorming, hoe droger de huid hoe dieper de rimpels.

De specifieke symptomen in relatie tot de meridiaankoppels zijn:

- Long en Dikke darmenergie:
  - droge keel en neus
  - schilferige huid tussen de wenkbrauwen
  - lichtrode jukboog en wangen, roodheid verdwijnt bij massagedruk
  - grauwe huidskleur
  - transpiratieverstoringen, geen of weinig slijm
  - nerveuze vermoeidheid
  - hese stem.
- Milt en Maagenergie:
  - droge geschilferde lippen, droge mondhoeken
  - droge mond, tandvlees en tong
  - droge ruwe huid
  - droge oogleden en een droge hals
  - kloofjes op de vingers
  - geen eetlust of dorst, spijsverteringsklachten.
- Nier en Blaasenergie:
  - droge mond en veel dorst
  - grauwe, opgeblazen huid
  - bleke, rode of droge oren, oorsuizingen
  - slappe huid vooral op de kin
  - futloos hoofdhaar, witte roos
  - barstjes in de nagels
  - schilferige huid voorhoofd tegen de haargrens aan
  - verminderde urine uitscheiding.
- Hartconstrictor en Driewarmerenergie:
  - slechte hoofdhaarconditie
  - ooghuidproblemen
  - hormonale invloeden onder invloed van de schildklier.

12.5   De accenten voor de massage

De massageaccenten van de diverse orgaansystemen zijn: Long en Dikke darmenergie: afbeelding 1

+ extra Longdrukpunten op het voorhoofd, inclusief Yin Tang
+ extra Longdrukpunten op de tragus
+ Long/Dikke darmreflexzone op de jukboog en de neus: pianotechniek
+ Longdrukpunten: 1 + 5 + 6 + 7 + 9
+ Longmeridiaan op de armen
+ Dikke darmdrukpunten: 11 + 19 + 20
+ extra Dikke darmdrukpunt onder de jukboog.

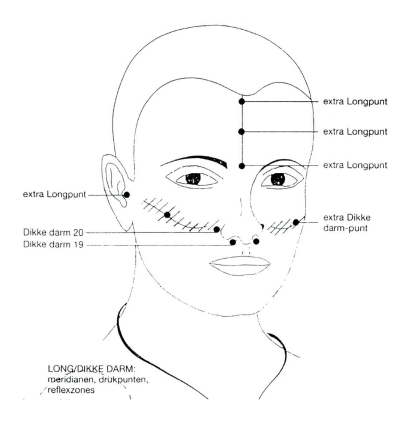

Afbeelding 1. Long en Dikke darm relaties.

Milt en Maagenergie: afbeelding 2

✦ extra Maagdrukpunt op Dikke darm 20
✦ extra Miltdrukpunt op neustop
✦ Maag/Miltreflexzone op de neus, de oogleden en de wangen: ruiten-
   wissertechniek
✦ Maagdrukpunten: 1 + 2 + 3 + 4 + 9 + 10 + 11: eerste halslijn
✦ Maagmeridiaan op de wangen en in de hals.

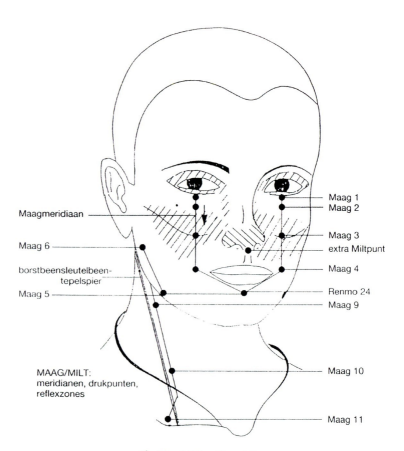

Afbeelding 2. Milt en Maag relaties.

Nier en Blaasenergie: afbeelding 3

✦ extra Blaasdrukpunt op Dumo 26
✦ extra Nierdrukpunt onder de jukboog
✦ Blaas/Nierreflexzone tegen de haargrens op het voorhoofd, de hoofd-
huid/het hoofdhaar, de kin, onder de neus en de ogen, de oren en de
wenkbrauwen
✦ Blaasdrukpunten: 1 + 2 + 10
✦ Blaasmeridiaan op het voorhoofd en de hoofdhuid: pinktechniek.

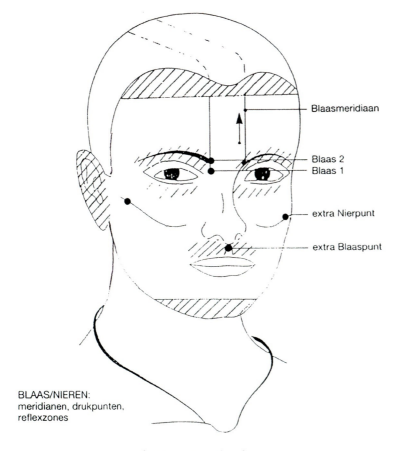

BLAAS/NIEREN:
meridianen, drukpunten,
reflexzones

Afbeelding 3. Nier en Blaas relaties.

Als we nu de drie afbeeldingen op elkaar leggen zodat we alle massageaccenten samenvoegen, dan ontstaat er een poster van een nieuwe massage,
zoals getekend in afbeelding 4.
Als we deze via nummering in de goede volgorde zetten, krijgen we een
specifieke gezichtsmassage voor de droge huidtypen met een verstoorde
vochtbalans.

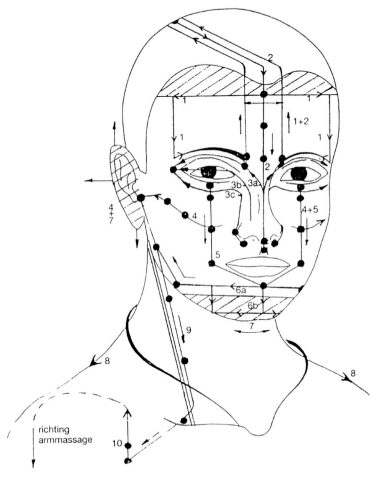

Afbeelding 4. De massage voor de droge, vochtarme huid.

12.6   Een scenario voor de droge, vochtarme huid

0.   Handpalmmassage techniek ter introductie.

1.   Pinktechniek toepassen op de Blaasdrukpunten en de Blaasmeridiaan.

2.   Hoofdhuidmassage toepassen vanaf Yin Tang over de Dumo tot Dumo 20 en via de Blaasmeridianen terug naar het voorhoofd, vanaf Blaas 2 omhoog tot de haargrens en via de Blaasreflexzone op het voorhoofd naar opzij en omlaag via Driewarmer 23 de wenkbrauwkneding toe- passen.

3.   Neus + ooghuidmassage toepassen vanaf de neustop omhoog afwis- selend via de bovenzijde van de oogkassen en/of de onderzijde van de oogkassen naar opzij.

4   Jukboogmassage: wijsvinger-op-middelvingertechniek, vanaf Blaas 1 omlaag langs de neus via Dikke darm 20, Maag 3 en Dunne darm 18 naar opzij richting extra Longpunt op de tragus, ga via de oormassage omhoog en kom terug op Blaas 1 + 2, wissel de technieken af met de pianotechniek en de ruitenwissertechniek.

5.   Maagmeridiaanmassage, ga vanaf Maag 1 omlaag via Maag 4 naar Renmo 24.

6.   Pas de kinmassage toe vanaf Renmo 24.

7.   Pas de kaakkneding toe overgang via de oormassage.

8.   Pas de nekmassage toe met een accent op Blaas 10 + Dumo 16.

9+   Pas de eerste halslijnmassage toe op de Maagmeridiaan omlaag via

10.   Maag 9 + 10 + 11 via Long 1 naar de arm via Long 5 + 6 + 7 + 9 naar Dikke darm 11 en herhaal deze handeling op de andere zijde.

Elke handeling drie keer herhalen.

De nummering van bovenstaande handelingen correspondeert met de nummers in afbeelding 4.

12.7 Reactie op de massagebehandeling

Er kunnen tijdens of na een cosmetische Shiatsumassage, diverse reacties ontstaan. Deze reacties kunnen een bevestiging zijn van de stimulering van de lichaamsvochten en het herstellen van de vochtbalans. Enkele van die reacties zijn:

+ circulatieverbetering van de lichaamsvochten, de huid voelt minder droog en trekkerig en de huidschilfers verminderen en/of verdwijnen
+ circulatieverbetering van het bloed en de energie in het algemeen, dit is vooral te voelen in de ledematen middels tintelingen en/of trillingen en te zien aan een verbeterde doorbloeding in het gezicht
+ een droge mond en dorst
+ tijdelijke toename van de zweetsecretie als mogelijkheid te ontgiften, het transpiratievocht kan even sterker gaan ruiken
+ verhoogde urine uitscheiding
+ verhoogde activiteit van sommige slijmvliezen.
+ een regelmatige darmwerking.

Bij de beschrijving van de droge, vochtarme huid hebben we nu een beeld gekregen hoe de werkwijze volgens de Shiatsu Kosmetiek methode functioneert. Vanuit deze visie kunnen we alle verstoringen van de functies van de huid te lijf gaan. We moeten dan wel de juiste massageaccenten koppelen aan de algemene en specifieke symptomen op de huid. Terwijl deze koppeling plaatsvindt worden er direct verbanden gelegd en processen in werking gezet, die een relatie hebben met de dieper liggende oorzaken van de huidklachten.

Tevens is het belangrijk dat de massagebehandelingen in een kuurvorm worden aangeboden. Een éénmalige behandeling of behandelingen met grote tussenpauzes hebben minder effect dan een kuur van zes tot acht keer. Voor de totale tijd van een massagekuur is geen vaste receptuur voor handen, deze blijft afhankelijk van de reacties van de huid op de massage. Aangezien dat deze reacties van individu tot individu verschillen, kunnen we hierover geen nauwkeurige uitspraak doen.

13

Huidtypen en huidverzorging

13.1 Droge huid – gevoelig tot overgevoelig

De gevoelige huid reageert direct op allerlei invloeden uit de omgeving. Mensen met een gevoelige tot overgevoelige huid zijn meestal snel te herkennen aan een lichtrode verkleuring van de huid in het gezicht. Ook vinden we deze verkleuringen vaak terug op het halsborstgebied. Hierbij is niet uitgesloten dat er op of bij die verkleuringen verwijde bloedvaatjes aanwezig zijn die de roodheid nog eens extra accentueren.

In de praktijk kunnen we de gevoelige huid herkennen aan de acute reacties van de huid op bepaalde werkstoffen in de cosmetica.

Ook het massagegedeelte van de behandeling zal zijn indrukken op de huid achterlaten. De huid kan op de massagedruk reageren door tijdens of na de massage rood en/of warm te worden. Een overgevoelige huid kan zelfs al oedemateus reageren bij een lichte massagedruk.

Atopische huid

Sommige mensen hebben een erfelijke overgevoelige huid, de atopische huid. Deze huid heeft een erfelijke eigenschap, gekenmerkt door een neiging tot overgevoeligheid voor stoffen waarvoor anderen niet overgevoelig worden. Het is een aangeboren eigenschap waardoor het organisme in staat is ten opzichte voor een normaal individu onschadelijke antigenen, specifieke antilichamen te ontwikkelen. Deze antilichamen zullen na hernieuwd contact met het antigeen een pathologische reactie doen ontstaan. Bij deze huid zien we vaak een dubbel huidplooitje onder de ogen, de zogenaamde Dennie Morgan plooien. De huid heeft weinig weerstand tegen invloeden van buitenaf. Op jonge leeftijd zien we vaak verkoudheden of andere problemen met de slijmvliezen.

Allergische huidreacties

In de Chinese geneeskunde bestaat er niet één woord voor allergie. Het immuunsysteem wordt niet als een op zichzelf staand concept gezien maar als meerdere systemen met verschillende functies.

Deze systemen zijn:

+ de huid en de Longen, de pH factor, de barrièrefunctie van de huid
+ de Milt als lymfe orgaan
+ het Maag/Darmkanaal in relatie tot de slijmvliezen en de lymfe
+ de Lever en zijn relaties met de immunitaire reacties
+ de thymusklier, T-lymfocyten
+ het beenmerg, de Nieren
+ de lymfknopen en de witte bloedlichaampjes.

Een allergie heeft te maken met de immunologisch afweer. Het is een ongewone afweerreactie van het lichaam op een bepaalde stof die bij de meeste mensen geen reactie veroorzaakt.

Een allergische reactie moet eigenlijk beschouwd worden als een teken van een goed functionerend immuunsysteem. Allergische reacties betekenen eigenlijk dat er een overgevoeligheid is voor bepaalde stoffen.

Er zijn verschillende soorten allergieën en overgevoeligheden zoals:

+ astma
+ chronische candidiasis
+ huismijt
+ hooikoorts
+ meervoudige chemische intolerantie
+ reumatische artritis
+ voedselintolerantie.

Symptomen zijn:

+ de allergenen dringen van buitenaf het lichaam binnen via de neus of de mond, dit leidt tot een overreactie
+ er ontstaat een verstoring van de lichaamsvloeistoffen zoals onder andere slijmophoping in de bronchiën
+ de lichaamsvreemde stoffen hopen zich op en kunnen een ontsteking veroorzaken
+ hierdoor wordt de conditie van de orgaansystemen verzwakt tezamen met het bloed en de energiehuishouding.

Al deze symptomen moeten bestreden/behandeld worden willen we tot een optimaal effect/resultaat komen bij een behandeling.

Kenmerkend zijn vaak de vlekken, puistjes of een ruwe huid aan de onderzijde van de nek tot aan de schoudertop.

Andere verschijnselen op de huid zijn:

+ branderigheid en jeukprikkels
+ gezwollenheid
+ roodheid

- schilfers en schrale plekken
- vochtblaasjes.

Ook zonneallergie en diverse vormen van eczeem en netelroos zijn reacties van een overgevoelige huid. Belangrijk is te weten of de allergie de hoofdoorzaak is van het huidprobleem. Het eerste accent voor de behandeling is het bepalen en het verwijderen van de kwalijke stoffen.

Huidirritaties

Irriterende reacties door het gebruik van bepaalde stoffen kan de barrièrefunctie van de huid aantasten. Allergische huidreacties en irritaties kunnen veel op elkaar lijken. Vaak komen ze in de praktijk gecombineerd voor en/of evolueren ze van vorm.

Het grote verschil tussen beide is, is dat bij een irritatie het lichaam geen antistoffen aanmaakt, bij een allergie wel. Een irritatie treedt meteen op, na één keer contact kunnen er volop problemen ontstaan.

Een allergie ontwikkelt men door contact met een bepaalde stof, de reactie is vaak later. Elk contact met de stof geeft klachten, meer of minder contact maakt niet uit. Vaak is er bij beide sprake van jeuk en een branderig gevoel, roodheid, schilfering en oedeemvorming. Hoewel bij een irritatie er minder jeukreacties optreden, is de roodheid vaak lokaal en de huid gaat open.

Het opmerkelijkste verschil is als we massagedruk geven op en/of rondom de zevende halswervel. Dit zal dat bij een allergie gevoelig tot pijnlijk zijn en bij een huidirritatie niet. De zevende halswervel correspondeert met het drukpunt Dumo 14, deze ligt onder het puntig uitsteeksel van die wervel, onder Dumo16.

Voorbeelden van huidirritaties zien we bij sommige mensen die kunnen reageren op bepaalde stoffen in de cosmetica. De Chinese filosofie omtrent cosmetica is dat alles wat op de huid wordt gebruikt moet onschadelijk zijn bij inname. Met andere woorden cosmetica moet eetbaar zijn. Denk hierbij aan lipsticks, deze worden voor 80% opgegeten.

Intolerantie verschijnselen

Bij intolerantie is er sprake van een tijdelijke verlaging van de gevoeligheidsdrempel van een individu voor een bepaald product dat normaal niet leidt tot klachten. Deze intolerantie kan worden veroorzaakt door bijvoorbeeld een ziekte, na onjuist gebruik van ontharingsmiddelen, veelvuldig wassen met toiletzeep of door het gebruik van medicijnen. Dikwijls krijgt de cosmetica de schuld van dit soort reacties maar daar hoeft niet altijd sprake van te zijn. Er kan een tijdelijke weerstandsverlaging zijn van bepaalde orgaansystemen in het lichaam. Er is een relatie met het spijsverterings-stelsel maar niet direct met het immuunsysteem.

Oorzaken van een gevoelige tot overgevoelige huid. Externe oorzaken zijn:
+ blootstelling aan te veel droogte, koude, vervuilde lucht, wind en zon, zonder voldoende bescherming
+ sterk wisselend temperaturen zoals in de sauna
+ alcoholhoudende of niet aan het huidtype aangepaste cosmetica
+ te ruwe behandeling van de huid
+ bij een allergie moeten we opletten welke stoffen een reactie geven.

Interne oorzaken zijn:
+ erfelijke aanleg
+ de hormoonhuishouding
+ gevoeligheid voor bepaalde voedingsstoffen, een te streng dieet
+ medicijngebruik
+ stress en/of andere emotionele problemen
+ tijdelijke weerstandsvermindering
+ ziekten.

De behandelprincipes voor een gevoelige huid zijn:
1. kalmering
2. bescherming
3. stimulering.

Ad 1. Kalmering

De huid kalmeren is het belangrijkste aspect, zeker als er sprake is van een allergische huidreactie of huidirritatie.
Als de gezichtshuid onrustig is, er rood en vlekkerig uitziet en warm aan-voelt, dan is het verstandig om eerst de huid te kalmeren, dit kan op twee manieren.

We kunnen de gezichtshuid zelf kalmeren of we kunnen eerst een rug-massage toepassen vooraf aan een gezichtsmassage. De gezichtshuid zal zichtbaar een stuk rustiger reageren. Dit zelfde kunnen we doen met de oormassage vooraf aan een gezichtsmassage.

Ontspanning als massageaccent is belangrijk voor de emotionele huidreac-ties. Hiermee kunnen we de overbelasting opheffen van bepaalde emoties die zich op de huid aftekenen. De Leverenergie speelt hierbij een centrale rol daar dit systeem als eerste een energieblokkade zal vormen. We zien dan reacties als een branderig gevoel op de huid met veel jeuk. Bij deze reacties kunnen we op de Lever en Galblaasenergie een kalmerende massage toepassen.

Ad.2. Bescherming

Bij de Long en Dikke darmenergie kunnen we het natuurlijke afweersysteem versterken en de Weichi voor de huid beïnvloeden. Zo kunnen we de algemene weerstand van de huid versterken zodat milieuvervuiling, bacteriën, virussen en extreme weersinvloeden minder kans krijgen om de functies van de huid te ontregelen.

Ad. 3 Stimulering

Er zijn altijd een aantal lichaamsprocessen onderactief, die moeten ook bij een gevoelige huid geactiveerd worden. Het probleem is bij een gevoelige huid waar men deze stimulering kan toepassen. Een juiste huidanalyse, massage-ervaring en voldoende theoretische kennis geven een optimaal inzicht op de verstoringen van de huidfuncties. Door een te zwakke Maag en Miltenergie kunnen er allerlei vormen van verwijde bloedvaatjes ontstaan. Op deze gevoelige huidzones moeten we voorzichtig masseren omdat hier het weefsel extra kwetsbaar is.

Stimulering geschiedt dan op die locaties waar de gevoelige huid het rustigst is. Als we op tijd op deze energie gaan werken kunnen we misschien voorkomen dat de gevoelige kenmerken zich verder gaan uitbreiden of dat ze evolueren in een huidpathologie.

13.2   Vette huid – acne / huiduitslag

Het belangrijkste kenmerk van een vette huid is de te sterke afscheiding van de talgklieren en de productie van vetachtige schilfers. Dit huidtype is eerder vatbaar voor verontreiniging. Het reinigen van de huid speelt hier een overheersende rol. Daarnaast zal getracht worden de overvloedige talgproductie te reguleren.

De algemene kenmerken van een vette huid zijn:
+ bleekvale gelaatskleur
+ grove poriën
+ verbreding en verhoorning van de huidstructuur
+ er kan acne, milia en comedonen voorkomen.

Acne wordt in de Chinese geneeskunde witte doorns genoemd vanwege de gelijkenis van de puistjes op doorns en vanwege de talg, het witte vocht, dat uit de puistjes komt.

Schema van erytheemvormen

Actief erytheem – slagaderlijk erytheem – arterieel erytheem
= zuurstofrijk bloed: helderrood

Westerse visie:
Voorbeelden:
- warmte of koude ten gevolge van bevriezing, verbranding, verhitting
- blozen
- zonnebrand
- medicatie
- na huidprikkeling: na epileren of harsen – door massagedruk op het weefsel

Oosterse visie:

Voorbeelden externe oorsprong:	voorbeelden interne oorsprong:
- Hitte Bloed	- Hitte Bloed
- hypercirculatie Bloed	- Bloed en/of vochttekort – Yin tekort
- infecties, intoxicaties	- chronische ziekten, reactie op medicatie
- zonverbranding	- emotionele invloeden

Algemene oorzaak: de interne en externe prikkels zijn het gevolg dat de bloedtoevoer tijdelijk te groot wordt.

Passief erytheem – aderlijk erytheem – veneus erytheem
= zuurstofarm bloed: donkerrood – blauw

Westerse visie:
Voorbeelden
- blauwe plekken
- bloeduitstortingen
- bevriezing
- winterhanden en voeten
- Hart en Longverstoringen met betrekking tot zuurstof tekort

Oosterse visie:

Voorbeelden externe oorsprong:	voorbeelden interne oorsprong:
- Koude	- Bloed en/of energie tekort
- Yang tekort	- Yang tekort
- Wind/Koude	- emotionele invloeden, zwakke huidconditie

Algemene oorzaak: stremming in de plaatselijke afvoer van aderlijk bloed - vertraagde afvoer.

Afbeelding 1. Diverse vormen van erytheem.

Met een vette huid moet voorzichtig worden om gegaan, zeker als er sprake is van actieve acne, zijn hygiëne en kalmeren van de huid, de eerste vereisten. Op een gegeven moment kan het lichaam bepaalde gif- en afvalstoffen niet meer verwerken en blijven ze dus achter in ons lichaam. Ze worden daar opgeslagen als energieblokkades, die zich als verhardingen in de huid zullen openbaren. Als het lichaam er niet in slaagt de gif- en afvalstoffen via de normale uitscheiding kwijt te raken, dan zet het zijn noodventielen open in de vorm van huiduitslag, koorts en/of ontstekingen.

Huiduitslag zonder koorts die van tijdelijke aard is en zonder nadeel voor de algemene toestand van het lichaam kan goed behandeld worden met een cosmetische Shiatsu massage.
Als de uitslag met de hand te voelen is wordt dat als minder ernstig beschouwd dan wanneer dit niet het geval is. Een huiduitslag die er behalve rood en vochtig ook donker uitziet duidt op ernstige onderliggende oorzaken. Uitslag die niet van kleur verandert bij massagedruk of die scherp begrensd is, beschouwt men als ernstiger dan de uitslag die niet zo duidelijk omlijnd is en een diffuse kleur heeft die bij massagedruk wel verdwijnt.

De diverse relaties van verschillende lichaamsprocessen die een invloed kunnen hebben bij het ontstaan van een vette huid en huiduitslag zijn:
1. Long en Dikke darmenergie
2. Milt en Maagenergie
3. Hart, Dunne darm en Driewarmerenergie
4. Lever en Galblaasenergie
5. Nier en Blaasenergie
6. Hormoonhuishouding.

Ad.1 Long en Dikke darmenergie
Dit koppel normaliseert de functies van de huid en verbeteren de werking van de darmen. Chronische constipatie gaat vaak samen met chronische acne. Als de vrije beweging van lichaamsvloeistoffen verstoord is dan zal het eliminatieproces van afvalstoffen via de huid stagneren, soms blijft de transpiratie achterwege. Via de ademhaling en de transpiratie zullen onder invloed van de Longenergie veel afvalstoffen geëlimineerd worden. De Dikke darm draagt zorg voor de afscheiding van afvalstoffen ter plaatse.

Ad. 2 Milt en Maagenergie
Een slechte spijsvertering zoals problemen met de vetvertering kunnen invloed uitoefenen op een vette huid en diverse vormen van huiduitslag. Slechte eetgewoonten zoals te veel, te vet of niet in harmonie, kan een nadelig invloed hebben op de huidconditie.

Circulatieverstoringen van bloed en lichaamsvochten kunnen ook leiden tot bepaalde vormen van uitslag op de huid.

Ad. 3 Hart, Dunne darm en Driewarmerenergie

Deze energieën zorgen dat de inwendige vergiftiging voornamelijk veroorzaakt door emotionele blokkades oplost en dat er rust en ontspanning ontstaat. De Driewarmerenergie moet mede de effecten van deze spanningen verminderen en de lichaamsconditie verbeteren. De Dunne darmenergie zorgt voor de scheiding van onzuivere en zuivere stoffen en vermindert de emotionele reacties op de huid.

Ad. 4 Lever en Galblaasenergie

Te veel talgproductie zal een vette huid veroorzaken, het reguleren van deze productie is uiterst belangrijk.

Te weinig gal en een slechte vetvertering kunnen invloed uitoefenen op diverse vormen van huiduitslag en een vette huid veroorzaken. Het stimuleren van het ontgiftigingsproces zoals het zuiveren van het bloed van gifstoffen, is één van de belangrijkste taken van dit energiekoppel. Emoties en stress kunnen ook via dit koppel bestreden worden, bekend is de invloed van stress op bepaalde vormen van acne.

Ad. 5 Nier en Blaasenergie

Dit energiekoppel brengt het lichaam in een evenwichtige toestand door de lichaamsvochten te normaliseren. Als er onvoldoende uitscheiding van afvalstoffen is en als de zuiverende functie niet voldoende werkt, kan het lichaam vergiftigd worden door de lichaamsvochten. Hierdoor kunnen diverse vormen van huiduitslag ontstaan.

Ad. 6 Hormoonhuishouding

Het reguleren van de hormoonhuishouding is een belangrijk aspect bij de vette huid en de diverse vormen van huiduitslag. Veel vormen van acne staan onder invloed van hormonale schommelingen. Een teveel, een te weinig of een overgevoeligheid voor bepaalde hormonen kunnen zeker een rol spelen bij deze huidproblemen.

De behandelprincipes van huiduitslag in relatie tot een vette huid hebben veel overeenkomsten met die voor de gevoelige huid. In principe kan er op elk huidtype uitslag voorkomen omdat er gecombineerde oorzaken aanwezig kunnen zijn.

In de praktijk komt het regelmatig voor dat het hele gezicht vol zit met uitslag. Ook kan het voorkomen dat de uitslag zich op meerdere plaatsen tegelijk openbaart of zich verspreidt over het hele lichaam. Bij deze gevallen zien de massagebehandelingen er veel complexer uit omdat er veel meer factoren als veroorzakers van de uitslag, mee spelen. Dit is ook bij acne het geval, de oorzaken zijn vaak erg ingewikkeld en talrijk.

Dat betekent dat elke vorm van huiduitslag op zichzelf staat. We kunnen dan ook geen standaardbehandeling of een kant-en-klare oplossing geven voor welke vorm van uitslag dan ook. Alle oorzaken moeten we tegenover elkaar afwegen. De onderlinge symptomen en de probleemzones, zie afbeelding 2, moeten vergeleken worden. Belangrijk is om te weten of we te maken hebben met een ernstige huidpathologie of met een verstoorde huidconditie waarbij alleen een aantal huidfuncties ontregeld zijn.
Om te bekijken hoe de klant reageert op de massagebehandeling en hoe lang deze kuur gaat duren moeten we meestal weten of de klachten acuut of chronisch van aard zijn. Met chronische huidproblemen moeten we meestal meer geduld hebben.
Acute huidproblemen kunnen we na een paar behandelingen al onder controle hebben hoewel de nabehandeling nog extra tijd vergt. Een goede huidanalyse is een eerste vereiste.

De behandelprincipes voor een vette huid zijn:
1. reinigen
2. kalmeren
3. stimuleren.

Ad. 1 Reinigen

Het reinigen van de huid is het belangrijkste aspect.
Het verwijderen van comedonen, milia, talgcysten en het reinigen van puistjes zal alle aandacht opeisen. Hygiëne en vooral deskundige handelingen staan hierbij borg voor het juiste resultaat.

Ad. 2 Kalmeren

Na het reinigen zal de huid gekalmeerd moeten worden om de uitwerking van de reiniging te compenseren.
De talgproductie zal teruggebracht moeten worden tot normale proporties, kalmering van de Lever en Galblaasenergie staan hierbij centraal.

Tingpunten

Volgens de oosterse visie ontstaan de meeste vormen van huiduitslag door problemen in de bloedcirculatie of door hitte of vuur in het lichaam. Men spreekt hierbij niet van kalmeren van de huid, als deze rood, warm en gespannen is, maar meer van het koelen van de huid, het koelen van de hitte. Deze hitte kunnen we vertalen als een blokkade van bloed of energie in het lichaam die zich uit door uitslag op de huid.

Doordat de bloedcirculatie een centrale rol speelt bij diverse vormen van huiduitslag vormt de Long- en de Miltenergie een belangrijk massageaccent.

Om de huid te koelen hebben we specifieke drukpunten tot onze beschikking. Deze punten worden de Tingpunten genoemd en zijn gelegen op de toppen van de tenen en de vingers waar de nagels een bocht maken.. Het zijn de eerste of laatste en/of één na laatste drukpunten op de begin en eindpunten van de meridianen.

Deze Tingpunten kunnen we tijdens de massagebehandeling inzetten als we de gezichtshuid niet goed kunnen kalmeren omdat deze daarop niet snel genoeg reageert of omdat het te gevoelig is om daarop te masseren. Dit heeft als voordeel, als de gehele gezichtshuid vol met acne zit, we toch een massage kunnen toepassen op distale plaatsen. De oormassage, het hals-borstgebied, de buik, de rug en de voeten zijn uitstekende massagelocaties om zowel processen te kalmeren als te stimuleren.

We stellen als doel om alle functies van de huid te normaliseren. We moeten hierbij wel opletten dat we relaties kunnen leggen tussen de diverse vormen van huiduitslag, de symptomen en hun locaties en de diverse oorzaken, om de massage de juiste accenten te geven.

Ad. 3 Stimuleren

Om alle lichaamsprocessen te versterken stimuleren we op de totale energie en kracht in het lichaam. Hierdoor zal niet alleen de conditie van het lichaam verbetert worden maar ook de conditie van de huid zal versterkt worden waardoor de uitslag minder kans krijgt zich van binnenuit te ontwikkelen.

De locaties van acne en huiduitslag

Volgens de oosterse visie zijn de oorzaken van de huidproblemen af te lezen aan de hand van de symptomen en hun verschillende locaties op de huid. Zo kunnen we de massagebehandeling de juiste accenten geven om de verstoorde processen in het lichaam die zich op de huid aftekenen, te kalmeren of te stimuleren.

In afbeelding 2 zien we een aantal probleemlocaties van huiduitslag in het gezicht met de daarbij behorende mogelijke oorzaken.

In de praktijk zijn deze locaties niet zo duidelijk begrensd en zien we meestal combinaties van een aantal oorzaken, vandaar dat we tussen haakjes nog enkele mogelijke oorzaken hebben gezet.

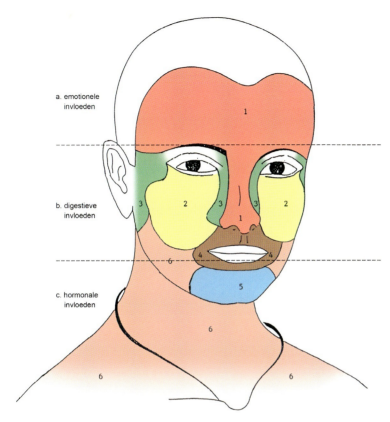

a. emotionele
invloeden

b. digestieve
invloeden

c. hormonale
invloeden

1 Hart- en Dunne darm-energie: stress, emoties, bloedcirculatie
2 Maag- en darm-energie: (Long- en Nier-energie)
3 Lever- en Galblaas-energie: stress, emoties (Maag- en darm-energie)
4 Maag- en darm-energie: (Blaas)
5 Nier- en Blaas-energie: (darmen)
6 Hormoonhuishouding, bloedcirculatie, stress

Afbeelding 2. Huiduitslag, de locaties van symptomen en oorzaken.

Reacties bij acne behandelingen

Over het algemeen krijgen de mensen als eerste reactie meer uitslag, voordat de huid langzaam rustiger en schoner wordt.

Een goede reactie en/of prognose is:
+ acne vermindert vanuit het centrum naar opzij
+ acne zakt omlaag richting kaaklijn en hals
+ acne lost op zich op aan het huidoppervlak

- bij een acute acne kan de aanwezige chronische acne vorm actiever worden als reactie op de behandeling
- acne wordt meteen vuriger en/of minder vurig
- reactietijd kan wisselend zijn de ene persoon reageert vertraagd, een paar dagen later, en de ander reageert meteen.

Als dit soort reacties zichtbaar worden betekent dat, dat het lichaam en de huid de cosmetische Shiatsu massage goed oppakt, en bezig is zich te herstellen.

13.3 De rijpere huid - vroegtijdige veroudering

Volgens de Chinese geneeskunde verloopt het ouder worden volgens een bepaalde levenscyclus. Bij de vrouw verloopt de ontwikkeling in fasen van zeven jaar, bij de man is deze cyclus in fasen van acht jaar. Als voorbeeld nemen we de samengevatte zevenjarige cyclus van de vrouw waarbij we zijn uitgegaan, dat er geen extreme invloeden en/of ernstige huidklachten hebben kunnen ontwikkelen.

De levenscyclus van de vrouw in relatie tot haar uiterlijk en de conditie van de huid ziet er als volgt uit:

7 jaar: - tanden gaan wisselen, het haar gaat groeien en de huid staat volop in bloei

14 jaar: - de vrouw wordt vruchtbaar, hormonen worden actiever, de Yinenergie wordt actiever en de puberteit kan huidproblemen veroorzaken door veranderingen in het lichaam

21 jaar: - verstandskiezen komen door, de groei is op het hoogtepunt dus ook de celdeling en de activiteiten van de huidfuncties werken nu optimaal. Na het drieëntwintigste levensjaar begint de celactiviteit te verminderen en de resultaten daarvan zijn het eerste merkbaar aan de huidstructuur.

28 jaar: - de haargroei bereikt nu zijn hoogtepunt, in principe kan de huid nog in een goede conditie verkeren doch enkele verstoringen in de functies van de huid gaan zich nu langzaam openbaren

35 jaar: - de Yangenergie verzwakt, de gelaatskleur wordt donkerder, de celdeling/celstofwisseling wordt trager, de talgproductie neemt af, de bovenste huidlagen worden dunner waardoor de huid fijner en matter wordt, de eerste rimpeltjes kondigen zich aan

42 jaar: - de Yangenergie in het gezicht wordt zwakker, de gelaats-

kleur wordt doffer en krijgt minder glans, de hoofdhuid-
conditie wordt slechter, er ontstaat contourvervaging, we
krijgen te maken met vochtproblemen op de huid, verwijde bloedvaatjes, vergroving van de huidporiën en allerlei
huidaandoeningen ten gevolge van een verstoring in de
talgproductie

49 jaar: -   de Yinenergie wordt zwakker, de menopauze kondigt zich
aan en dat betekent dat de hormonen en de bloedcirculatie
hun sporen gaan achterlaten op de huid omdat ze in activiteit afnemen, ook de Leverenergie wordt zwakker, we gaan
een slecht doorbloede huid en pigmentverschuivingen zien

56 jaar: -   huidproblemen indien aanwezig zullen zich gaan uitbreiden of verergeren, de huid is nu extra kwetsbaar door het
trager worden van alle lichaamsprocessen die de huidconditie kunnen verstoren.

We kunnen uiteraard nog een aantal stappen verder gaan in de cyclus doch
de meeste processen die zich rond het dertigste levensjaar hebben ingezet,
kunnen zich langzaam aan verder uitbreiden. Een goede dagelijkse verzorging van de huid zal de veranderingen van het rijper worden beter door-
staan.

De vroegtijdige veroudering
Met vroegtijdige veroudering wordt de achteruitgang van de huidconditie
bedoeld die eigenlijk past bij een latere leeftijd dan waarop de verschijnselen zich voordoen.
Oorzaken van een versnelde veroudering van de huid zijn:
+ het achterwege laten en/of een verkeerde huidverzorging, een onzuivere huid wordt in haar natuurlijke functies belemmerd
+ emotionele invloeden, stress kan het verouderingsproces van de huid
  sterk beïnvloeden
+ milieufactoren/milieuvervuiling
+ zonbestraling, onbeschermd en veelvuldig zonnen is af te raden
+ erfelijke factoren, de één oogt jeugdiger dan de ander
+ het eet- en leefpatroon
+ afwijkingen en ziekten.

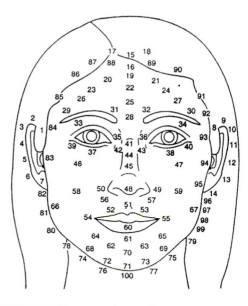

* **VOORHOOFDRIMPELS**	- **twintiger jaren**
* **OOGRIMPELS**	- **dertiger jaren**
* **NEUSRIMPELS**	- **veertiger jaren**
* **MONDRIMPELS**	- **vijftiger jaren**
* **KIN**	- **zestiger jaren**
* **KAAKLIJN**	- **zeventiger jaren**
* **GEZICHTSCONTOUR**	- **tachtiger / negentiger jaren.**

Nummers corresponderen met de leeftijd en de locatie van het gezicht hoe de verandering verloopt naar mate we ouder worden.

Afbeelding 3. Het rijper wordende proces van de huid.

Rimpels vertragen, rimpels vervagen

Shiatsu Kosmetiek heeft tot doel het natuurlijke verouderingsproces zo lang mogelijk te vertragen en niet om iemand de eeuwige jeugd te geven. Als we in een bepaalde houding slapen kunnen we wakker worden en plooien in ons gezicht en op ons lichaam hebben. Na korte tijd verdwijnen die gelukkig doorgaans weer omdat het vocht in de huid ze opheft.

Naarmate we ouder worden gaan die plooitjes niet meer weg doordat een aantal lichaamsprocessen niet meer optimaal functioneren.

De mimische spieren verzorgen de mimiek, de uitdrukking van het gezicht. Ze kunnen allerlei gemoedstoestanden tot uitdrukking brengen. Ze zijn daartoe in staat doordat ze alle hun aanhechting hebben aan het bindweefselgedeelte van de gezichtshuid.

De bij de mimiek optredende huidplooien en rimpels verdwijnen weer snel, wanneer de huid nog haar volle elasticiteit bezit.

Als de mimische spieren verslappen en als de bindweefselconditie van de gezichtshuid achteruit gaat door het ouder worden, dan kan dit rimpels veroorzaken. Mimische spieren verlopen bijna geheel in de gezichtshuid. Door middel van elastische vezeltjes zijn deze spieren bij hun aanhechting met de huid verbonden. Daardoor kunnen ze de huid verschuiven en in plooien leggen. De rimpels verlopen altijd loodrecht op de richting van het spierverloop.

De huid, zowel de opperhuid als de lederhuid, volgt altijd haar onderlaag, het spierweefsel. Daar waar delen van het gezicht bewegen kunnen we er zeker van zijn dat spieren vast zitten aan de binnenzijde van de huid en dit zullen de plaatsen zijn waar zich rimpels ontwikkelen.

Als wij in ons gezicht geen spier zouden kunnen bewegen dan zouden we ook geen rimpels krijgen. Mensen die zelden hun emoties tonen en die altijd een uitgestreken gezicht hebben, kunnen toch rimpels krijgen omdat de emoties van binnen worden opgeslagen. Deze opgeslagen emoties en stress veroorzaken bloed- en energieblokkades die het ontstaan van rimpelvorming kan versterken.

13.4   Het facelift effect

Hoe werkt het natuurlijke facelift effect?

Vanuit de anatomie van de aanhechtingspunten van de mimische spieren zien we een samenkomst met de locaties van de drukpunten.

Er is een anatomische synergie tussen de drukpunten en de mimische spieren, zie afbeelding 4.

Door middel van tegelijkertijd een indringende Shiatsu druk toe te passen op de drukpunten en de mimische spieren, ontstaat er een reactie waardoor de spieren dikker en steviger worden. Deze reactie ontstaat vanuit een statische krachttraining die isometrische oefening genoemd wordt. Iso betekent gelijk, metrie betekent afstand, het gelijk blijven van afstand, het gelijk blijven van spierlengte.

De mimische spieren worden gespannen terwijl de lengte van de spieren tijdens de contractie bijna hetzelfde is als in ontspannen toestand. De uiteinden van deze spieren blijven op dezelfde plaats, daartussen staan de spieren

onder maximale spanning. Het is het opspannen van de spieren zonder dat
er beweging plaatsvindt zodat ze hun lengte behouden. De druk en de aan-
dacht vergroten en versterken juist die mimische spieren die verslapt zijn.
Ze worden aan het werk gezet en gaan als het ware branden onder de huid.
De mensen voelen dat hun huid warmer en beter doorbloed gaat worden.
Dit is een reactie dat de isometrische krachttraining zijn werk doet.

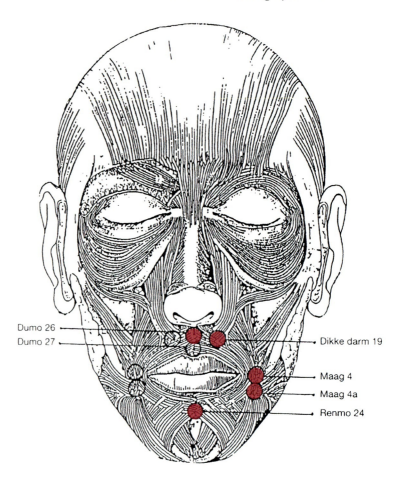

Dumo 26
Dumo 27
Dikke darm 19
Maag 4
Maag 4a
Renmo 24

Drukpunten die gelegen zijn op de aanhechtingen van de mimische spieren
kunnen middels massage gestimuleerd worden waardoor deze spieren ge
activeerd kunnen worden om zo bepaalde rimpels in het gezicht te laten ver
vagen.
De afbeelding laat een aantal drukpunten zien die een face-lift-effect geven
op een aantal rimpels om de mond.

Afbeelding 4. Het facelift effect.

De eindconclusie is dat als de mimische spieren door een cosmetische Shiatsu voluminieuzer worden, de verslapte huid wordt dan op een natuurlijke basis van binnenuit opgevuld. De rimpels worden zachter en natuurlijker, ze vervagen zonder tussenkomst van lichaamsvreemde stoffen.

Rimpels die altijd het gevolg zijn van een ongelijke verdeling van de spanning van de huid, kunnen door massages belangrijk worden beïnvloed. Doordat een Shiatsu Kosmetiekmassage voldoende diepgang heeft kunnen we de diverse oorzaken van rimpelvorming sterk beïnvloeden. De massagebehandeling richt zich op de verminderde spiertonus van de mimische spieren, op de bloedcirculatie, op het herstel van het vochtgehalte en op de spankracht van de huid.

We maken tijdens de faceliftmassage gebruik van drie belangrijke massagetechnieken, namelijk:
1. Specifieke drukpuntrotaties op bepaalde drukpunten waar de aanhechtingen van de mimische spieren gesitueerd zijn en waar de huid dus verslapt is.
   Drukpuntrotaties midden op de wenkbrauwen, op het drukpunt Yu Yao, is een massageaccent voor vochtwallen boven het oog en voorhoofdsrimpels.

Horizontale voorhoofdsrimpels kunnen het gevolg zijn van:
✦ een gespannen voorhoofdsspier en een ontspannen slanke neusspier
✦ een verstoorde vochtbalans of een onvolledige eliminatie van gif- en / of afvalstoffen
✦ erfelijke factoren zoals een dikke huid
✦ te veel geestelijke arbeid, denkrimpels.

Verticale voorhoofdsrimpels kunnen het gevolg zijn van:
✦ een ontspannen voorhoofdsspier en wenkbrauwrimpelaar
✦ een gespannen slanke neusspier
✦ een vermoeide Lever ten gevolge van;
   • emoties en stressinvloeden
   • overvoeding dierlijke producten
   • overmatig alcoholgebruik.

2. Specifieke liftende meridiaanmassage trajecten op bepaalde rimpelvormen. Een veel voorkomende liftende meridiaanmassage is de lijn onder de ogen voor de behandeling van kraaienpootjes. Deze massagelijn begint vanaf Blaas 1 via Maag 1, Galblaas 1 en Driewarmer 23, volgen we de Driewarmermeridiaan tot boven de oren in de haargrens. Deze

techniek heeft alleen effect als we hem in één keer zonder onderbreking toepassen.

3. Specifieke liftende meridiaanmassage patronen bij de ogen, de wangen en rondom de mond. Deze massagepatronen worden altijd uitgevoerd met een constante druk.

Het energietoilet

Door dagelijks specifieke mimische spieroefeningen te doen in combinatie met drukpunten en aromatherapie, kunnen we het facelift effect thuis verder uitbouwen. Hierdoor kan men rekenen op snellere resultaten om bepaalde rimpels te vervagen.

Kraaienpootjes krijgen op deze manier minder kans zich uit te breiden of te verdiepen als we tijdens de dagelijkse oogreiniging steeds een paar drukpunten mee masseren.

We kunnen zo de ouderdomsprocessen vertragen als er voortdurend appél wordt gedaan op de huidconditie.

De effecten van een massagekuur kunnen soms zo goed uitvallen dat een geplande facelift operatie niet meer nodig is. Besluit men toch tot een facelift operatie, dan kan Shiatsu Kosmetiek een waardevolle massagemethode zijn, als voor- en nabehandeling, om de huid in de juiste conditie te brengen en te houden. Hierdoor zal de huid zich na de ingreep sneller herstellen.

Een huid die voorbereid is op een operatieve ingreep zal zich beter, sneller en mooier herstellen dan wanneer we dit achterwege laten. Dat geldt ook voor een huid die begeleid wordt tijdens het herstel in de vorm van een nabehandeling.

De ooghuid

De huid van de ogen is dunner dan waar ook op het lichaam.

Er bevinden zich op deze plaatsen veel minder talg- en zweetkliertjes. Vandaar dat de huid rondom de ogen sneller rimpeltjes vertoont. Hierbij spelen natuurlijk de constante beweging van het oog en de tere ooghuid ook een rol mee.

Praktijkvoorbeeld van het ontstaan van oogrimpels/wallen

Al op jonge leeftijd beginnen de spieren rond de ogen zich een beetje te verslappen. Doordat ook de huid zijn elasticiteit geleidelijk aan verliest en het aanwezige onderhuids weefsel verdwijnt, ontstaan er plooien in de oogleden.

Achter het bindweefselschot, dat de oogkas afgrenst van het ooglid, ligt vetweefsel. Doordat ook het bindweefselschot zwakker wordt puilt het vet uit in de inmiddels slap geworden oogleden. Hierdoor ontstaan de zakken onder de ogen of de plooien die over het bovenste ooglidrandje hangen.

Het ontstaan van rimpels in de oogleden komt, behalve door het verlies aan elasticiteit, ook door beschadiging van het zonlicht. Het zonlicht zorgt immers voor het dunner worden van de huid en de oogleden krijgen gedurende het leven heel wat zon te verwerken.

Praktijkvoorbeelden van diverse ooghuid problemen en hun energierelaties zijn: zie afbeelding 5.

+ dubbele wallen onder de ogen.
  • Darmenergie tekort
+ grote, grauwe oogwallen
  • bloedcirculatieverstoring, stress/oververmoeidheid
+ gelatineglans op de oogleden
  • tekort aan celzouten, de oogmake-up pakt niet, we noemen dit ook wel een slakkenspoor

+ kleine rode wallen
  • Hart en Miltenergie
+ roodheid in de ooghoeken
  • Hartenergie
+ vetwallen, geelbruine kleur
  • Lever en Galblaasenergie
+ vochtwallen boven de ogen
  • Milt/Maag en Longenergie
+ vochtwallen onder de ogen
  • Nier/Blaas en Longenergie
+ kraaienpootjes
  • Galblaasenergie
+ chronische kringen onder de ogen
  • erfelijke factor; diepliggende ogen

+ tijdelijke kringen onder de ogen
  • bloedcirculatieverstoring, hormonale invloeden, stress/ vermoeidheid

+ zwarte kringen onder de ogen
  • teveel aan zoute voeding.

Oorzaken van verminderde afvoer van weefselvocht bij de ogen is:
+ hormonale invloeden
+ sterk hydrofiele eigenschap van het aldaar aanwezige vetweefsel
+ overmatig gebruik van vochtafdrijvende medicatie
+ verstoring van de vochtbalans en de Nierfuncties.

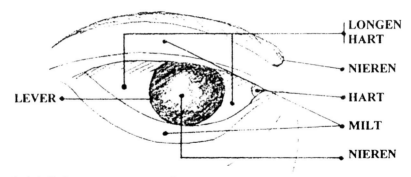

	LONGEN
	HART
	NIEREN
LEVER	HART
	MILT
	NIEREN

Het oog als totaliteit	**= Leverenergie**
Het hoornvlies	**= Leverenergie**
De oogpupil	**= Nierenergie**
Het netvlies	**= Driewarmerenergie**
Het oogwit/de sclera	**= Long- en Hartenergie**
De ooghoeken	**= Hartenergie**
De oogleden	**= Milt- en Galblaasenergie**
De ooghuid	**= Long- en Leverenergie**
De wenkbrauw	**= Nierenergie**

Afbeelding 5. Het oog met de energierelaties.

14

De Chinese fysiologie

14.1   Energetische dermatologie

De huid bestaat uit zes energetische niveaus. Deze zijn ontstaan uit een samenvoeging en verdieping van de klassieke Yin en Yangvisie.
Als we terug gaan naar het Yin en Yangsymbool zien we dat aan de linkerzijde het Yangaspect overheerst en aan de rechterzijde het Yinaspect.

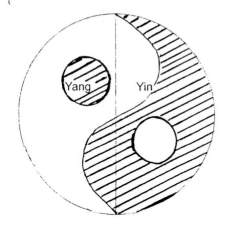

Afbeelding 1a. Het Yin & Yangaspect.

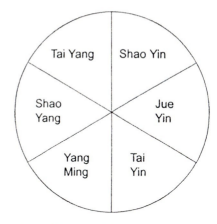

Afbeelding 1b. De zes huidniveaus.

De Yangzijde verdelen we in drie delen:
◆ *Eerste huidniveau* = Tai Yang, betekent grote Yangenergie, als de zon op zijn hoogst staat.
  Dit niveau bestaat uit de Blaas en de Dunne darmenergie. Het is de contact en verdedigingszone.
  Problemen liggen aan de oppervlakte van de huid, hier kan het begin zijn van een huidprobleem.

- *Tweede huidniveau* = Shao Yang, betekent kleine Yangenergie, het is halverwege de ochtend.
  Dit niveau bestaat uit de Driewarmer en de Galblaasenergie. Het is het Yangenergieniveau, de energetische zone.
  Problemen ontwikkelen zich dieper in de huid en in het lichaam.

- *Derde huidniveau* = Yang Ming, betekent heldere Yangenergie, te vergelijken met het eerste zonlicht, de zonsopgang.
  Dit niveau bestaat uit de Dikke darm en de Maagenergie.
  Het is een combinatie tussen het eerste en tweede huidniveau.

De Yinzijde verdelen we ook in drie delen:
- *Vierde huidniveau* = Tai Yin, betekent grote Yinenergie, het is de duisternis van middernacht. Dit niveau bestaat uit de Long en de Miltenergie. Het is het Yinenergieniveau, het voedende aspect van de huidconditie. Er zijn huidproblemen ten gevolge van een disbalans in het voedende aspect, er zijn meer interne oorzaken.

- *Vijfde huidniveau* = Jue Yin, betekent verzwakkende Yinenergie, het is de avondgloed van de zon.
  Dit niveau bestaat uit de Hartconstrictor en de Leverenergie.
  Het is het bloedcirculatieniveau, het diepste niveau.
  Huidproblemen liggen dieper in het lichaam.

- *Zesde huidniveau* = Shao Yin, betekent kleine Yinenergie, de aanwezigheid van een lichte schemering na het felste zonlicht.
  Dit niveau bestaat uit het Hart en de Nierenergie.
  Het is een combinatie tussen het vierde en vijfde huidniveau.

Bij de eerste drie niveaus overheerst de Yangenergie. Deze niveaus hebben een sterke relatie met het functionele aspect van de huid. De Yangenergie is bepalend voor de activiteit van alle huidfuncties. De onder- en overactieve functies van de huid komen hier tot uiting.

Bij de laatste drie niveaus overheerst de Yinenergie. Deze niveaus hebben een belangrijke relatie met het voedend aspect van de huid. De Yinenergie staat voor alle substanties die de huid van voedingsstoffen moet voorzien.

Huidproblemen ontstaan volgens de zes niveaus.
Normaal gesproken beginnen de problemen met het eerste niveau en worden vervolgens alle niveaus tot en met het zesde niveau doorlopen, mits er niets gedaan wordt.

Maar een huidprobleem kan ook direct met een ander niveau beginnen, enkele niveaus overslaan of zelfs in omgekeerde richting verlopen. Er zijn overlappingen tussen bepaalde niveaus en de betrokken huidproblemen. Het zou logisch zijn als het zesde niveau het diepst liggende en het meest ernstige stadium zou zijn, maar dit is niet juist, het ligt complexer.

Het ontstaan van 6 x 2 meridiaankoppels naar 3 x 4 meridiaankoppels. Alle Yangenergieniveaus maken een verbinding met alle Yinenergieniveaus en vormen koppels. In de klassieke Yin en Yangtheorie hebben we twee keer zes meridiaankoppels. Deze zes koppels kunnen weer onderverdeeld worden in drie keer vier meridiaankoppels.
In de praktijk betekent dat deze drie keer vier koppels nauw samenwerken bij zowel het ontstaan van klachten als wel bij het behandelen van klachten.

Het eerste huidniveau Tai Yang, Blaas en de Dunne darm, vormt een koppel met het zesde huidniveau van het Hart en de Nieren.
Het beschermende contactniveau maakt hier een verbinding met Shao Yin.

Het tweede huidniveau Shao Yang, Driewarmer en de Galblaas, vormt een koppel met het vijfde huidniveau van de Hartconstrictor en de Lever. Het bloedcirculatieniveau maakt hier een verbinding met het Yangenergieniveau.

Het derde huidniveau Yang Ming, Dikke darm en de Maag, vormt een koppel met het vierde huidniveau van de Longen en de Milt.
Het Yinenergieniveau maakt hier een verbinding met Yang Ming.
Zie afbeelding 2.

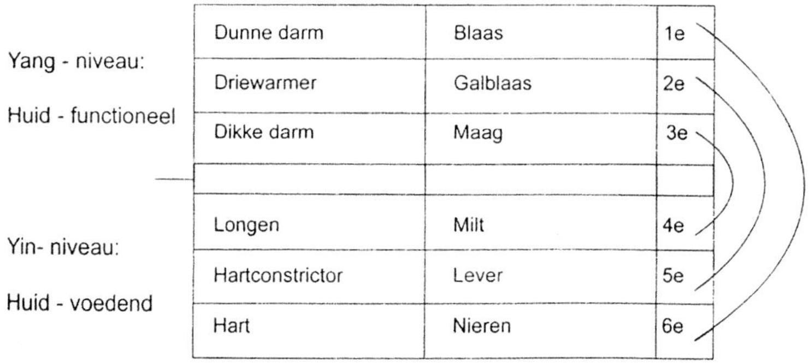

Yang - niveau: Huid - functioneel	Dunne darm	Blaas	1e
	Driewarmer	Galblaas	2e
	Dikke darm	Maag	3e
Yin- niveau: Huid - voedend	Longen	Milt	4e
	Hartconstrictor	Lever	5e
	Hart	Nieren	6e

Afbeelding 2. Het ontstaan van de drie keer vier meridiaankoppels.

Algemene fysiologie

Volgens de Chinese geneeskunde bestaat het fundamentele raamwerk van het lichaam uit vier aspecten, deze zijn:

+ de Interne Organen   -   Zang Fu
+ de Substanties, hoofdbestanddelen zijn:
  * Bloed   -   Xue
  * Hormonen
  * Emoties, Geest of spirit   -   Shen
  * Energie   -   Chi / Ki
  * Essentie, extract   -   Jing
  * Lichaamsvloeistoffen   -   Jin-Ye
+ de meridianen   -   Jing-Luo
+ de drukpunten   -   Tsubo / Xue
+ de weefsels, hoofdbestanddelen zijn:
  * Bloedvaten
  * Beenderen
  * Huid en haren
  * Pezen en spieren.

Door de acties van de Interne Organen worden de Substanties getransformeerd en vooral via de meridianen getransporteerd over het hele lichaam. De Substanties zijn fundamenteel in het menselijk lichaam om de normale vitale activiteiten gaande te houden. Ze vormen samen met de Interne Organen en de meridianen met hun relaties de theoretische basis van de fysiologie in de Chinese geneeskunde.

De Zang Fu zijn onder te verdelen in:
+ Zang   -   de volle Yinorganen
+ Fu   -   de holle Yangorganen
+ Extra Fu   -   de holle, bijzondere organen.

De bijzondere of extra Fu worden zo genoemd omdat ze de vorm van Fu hebben, ze zijn hol. Ze hebben tevens de functie van de Zang. Ze slaan Yin-energie op maar scheiden niet af. Ze zijn allemaal direct of indirect aan de Nierenergie verbonden. De bijzondere of extra Fu zijn:
+ de Baarmoeder
+ de Beenderen en het Beenmerg
+ de Hersenen
+ de Bloedvaten
+ het Galblaassysteem.

De Baarmoeder wordt het Paleis van het kind genoemd.

De Baarmoeder heeft een nauwe relatie met de Renmomeridiaan en de Nierenergie. Deze relatie heeft onder andere betrekking op de menstruatie, de vruchtbaarheid en de zwangerschap. De relatie met het Bloed wordt onderhouden door het Hart, de Lever en de Miltenergie. Ondanks het feit dat het bovenstaande alleen van toepassing is op vrouwen, is er een corresponderend verband bij de mannen.

Bij de mannen wordt dit het Rode veld of de Kamer van Jing genoemd. De kamer produceert het sperma en slaat het op, ook hier is de relatie met de Nierenergie aanwezig.

Het Merg, de algemene term voor Beenmerg en Hersenen, wordt geproduceerd door de Jingenergie, de overgeërfde energie, van de Nieren. Het vult de Hersenen en het Ruggenmerg en vormt het Beenmerg.

De Hersenen worden de Zee van Merg genoemd. De fysiologische acties van de Hersenen zijn sterk afhankelijk van het Hart, de Lever en de Nierenergie.

De Beenderen zijn een extra Fu omdat ze Beenmerg opslaan. Ze staan tezamen onder directe controle van de Nierenergie.

De Bloedvaten worden als extra Fu beschouwt omdat ze Bloed bevatten. Ze staan in directe relatie met het Hart en de Longenergie. Indirect staan ze in relatie met de Nieren omdat de NierJing het Merg produceert dat op zijn beurt weer het Bloed produceert.

De Galblaas wordt ook als extra Fu beschouwt vanwege de opslag van de zuivere vloeistof gal.

14.2   Fysiologie van bloed

Het Bloed ontstaat uit transformatie van voedsel. De Maag ontvangt en verteert het voedsel. De Milt destilleert een uiterst fijne en gezuiverde essentie. De energie van de Milt transporteert deze essentie omhoog naar de Longen. Tijdens die opgaande beweging wordt deze essentie omgezet in Bloed. De omzetting is volledig als het de Longen bereikt waar het getransformeerde Bloed zich combineert met zuivere lucht. Het eindproduct van deze combinatie is Bloed. Het Bloed wordt dan het lichaam rond gestuwd door het Hart onder invloed van de energie van de borst. De Lever zorgt voor de opslag van het Bloed.

Een tweede aspect bij de vorming van Bloed is dat vanuit de essentie Beenmerg ontstaat van waaruit ook Bloed geproduceerd wordt. Het Bloed staat in voor voeding van het hele lichaam, voedt elke cel en bevochtigt het lichaam. We kunnen spreken van de Bloedkwaliteit, de conditie, de kracht en de functies van het Bloed en de Bloedkwantiteit, de hoeveelheid Bloed.

Verstoringen van Bloed en de symptomen zijn:
+ *Bloed leegte / tekort:*
  - bleekheid, bloeduitstortingen, droge, bleke nagels,
  - haaruitval, huidatrofie, jeuk, kloven en schilfers,
  - pigmentafwijkingen, slecht doorbloede huid.
+ *Hitte Bloed:*
  - acne/uitslag, allergie, branderigheid, bloedingen
  - bloedneus, huidpathologie/huidpijnen, eczeem,
  - roodheid/verwijde bloedvaatjes, schilfers: hoofdhuid.
+ *Bloed stagnatie:*
  - droge huid, donkere/paarse huid, huiduitslag/pathologie,
  - onderhuidse bloedingen, ontstekingen, pigmentafwijkingen,
  - verwijde bloedvaatjes.
+ *Onzuiver Bloed: gif- en afvalstoffen*
  - zie de gecombineerde symptomen van Bloedstagnatie en
  - Hitte Bloed, grauwe huid, furunkels

14.3 Fysiologie van de hormonen

De naam hormoon, voor stoffen die door de klieren met een inwendige secretie worden afgescheiden, stamt van een Grieks woord af, dat in beweging zetten/prikkelen betekent. Dat geeft al de aard aan van de rol die de hormonen spelen in ons lichaam.

Hormonen worden door het bloed vervoerd waarbij ze invloed kunnen uitoefenen op diverse lichaamsprocessen. Het invloedsbereik van hormonen kan die van het zenuwstelsel overtreffen. Daar hormonen net als vitaminen zeer actieve regulatoren van de levensprocessen zijn worden ze wel als levenselixers aangeduid.
Afname en toename van kleine hoeveelheden geproduceerde hormonen vertraagt of stimuleert het functioneren van de inwendige organen.

Hormonen beïnvloeden vele functies in het lichaam zoals:
+ groei en ontwikkeling
+ de stofwisseling en de uitscheiding van afvalstoffen
+ de puberteit en geslachtsrijpheid
+ de menstruatie en zwangerschap

+ bevalling en borstvoeding
+ tijdens de menopauze
+ het verwerken van emoties en spanningen.

De werking van hormonen is nogal eens aan wisselingen onderhevig in een mensenleven.

Binnen de klassieke Chinese geneeskunde waren de hormonen niet bekend. Klachten die met de hormoonklieren verband hielden werden wel behandeld. In de moderne Chinese geneeskunde hebben de hormonen een plaats gekregen binnen net Nierenergiesysteem, als onderdeel van de Jing-energie, de overgeërfde energie.

Jingenergie is een energievorm van de Nieren die een basis vormt voor alle essentiële substanties waaronder alle vitale hormoonstoffen vallen.
De Nieren vormen één energetisch systeem met de hormoonhuishouding. Deze relatie bestaat uit:
+ controle en regulatie van alle hormonale processen
+ directe relatie met de bijnieren en de aanmaak van cortisonen via de drukpunten Blaas 1 en Blaas 60
+ directe relatie met de geslachtshormonen en geslachtsklieren.

De zeven endocriene klieren vormen tezamen een gesloten systeem, dit wordt het levensrad genoemd. Ze worden omgeven en verbonden via de Yangenergie van de Dumomeridiaan en de Yinenergie van de Renmomeridiaan.

De controle vindt plaats via de hypothalamus, het regelcentrum. De zeven klieren gelijken op zeven vaten die met elkaar verbonden zijn als één groot vat. Als één van die vaten zich vult, dan zal de inhoud zich langzaam verdelen via de overige zes vaten, omdat ze in serie staan met elkaar.

De zeven hormoonklieren zijn:
1. *Geslachtsklieren* = het huis van het zaad, de moeder van de essentie.
2. *Bijnieren* = het huis van het water, de moeder van het water.
3. *Alvleesklier / Pancreas* = het huis van de transcendentie, het huis van het bovenzinnelijke, de moeder van de transformatie.
4. *Thymus* = het huis van het hart, de moeder van het hart.
5. *Schildklier* = het huis van de groei, de moeder van de groei.
6. *Epifyse / Pijnappelklier* = het huis van de geest, de moeder van de spiritualiteit.
7. *Hypofyse* = het huis van intelligentie, de moeder van intelligentie.

De geslachtsklieren zijn de haard, de ketel waar het vuur wordt opgewekt voor de andere zes klieren. Ze worden direct beïnvloedt door alle Blaas en Nierenergierelaties, de Dumo en de Renmomeridiaan. De functie van de geslachtsklieren is de productie van alle mannelijke en vrouwelijke hormonen. Deze productie geschiedt in de eierstokken, de hersenen en in de vetcellen.

Er bestaat zowel een Yin als een Yang geslachtshormoon.
Oestrogeen is een substantie met meer een Yinfunctie voor de vrouwelijke cyclus en de vrouwelijke vormen. De Yinrelaties van oestrogeen zijn:
✦ verhoogt de Yinopbouw en vertraagt het emotionele Yang gedrag
✦ het beïnvloedt zowel het Yintekort als het Yinexces.

De huidrelaties met de oestrogenen zijn:
✦ bloedvatverwijding: doorbloeding
✦ droge huid en slijmvliezen
✦ nachtzweten en opvliegers
✦ oedeem
✦ remmende werking op de talgproductie
✦ spanning verhogend voor het bindweefsel
✦ versterkt de huidconditie, geeft een zachte huid
✦ vormt de reuk en lichaamsgeur.

Testosteron is een substantie met meer een Yangfunctie voor de mannelijke geslachtskenmerken. De Yangrelaties van testosteron zijn:
✦ activering van de:
  • bloedcirculatie
  • stofwisseling/vetvertering
  • vochtbalans
✦ stimulerende werking op de emoties en het gedrag.

Vrouwen bezitten één tiende testosteron ten opzichte van de mannen. Testosteron kan worden omgezet in oestrogeen. Dit is de kosmische wet van Yin en Yang in de hormoonhuishouding.

De bijnieren worden direct beïnvloedt door alle Blaas en Nierenergie relaties en door het hypofysepunt Dumo 16. Deze beïnvloeding kunnen we extra versterken via de oormassage. Vooral de oorstrekkingen en het slaan van de hemeltrommel, zijn technieken die daarvoor in aanmerking komen. Deze technieken stimuleren de hormonen en brengen energie naar de epifyse, zie afbeelding 3.

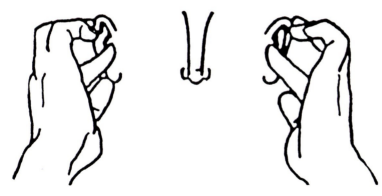

Afbeelding 3. Het slaan van de hemeltrommel.

Deze massagetechniek gaat als volgt:
+ druk met de wijsvingers op de tragus zodanig dat de gehooropening gesloten is
+ klop nu met de toppen van de middelvingers op de nagels van de wijsvingers, nu hoort men een metaalachtig geruis gelijkend op trommelslagen
+ klop langzaam en ritmisch op het ritme van de hartslag
+ na korte pauze deze techniek 3x herhalen.

Het rechteroor en de rechterNier, is meer betrokken bij de hormoonhuishouding en het linkeroor en de linkerNier is meer betrokken bij de waterhuishouding. De rechternier wordt hormoonNier of drakenvuurNier genoemd.

De bijnieren bestaan uit een merggedeelte en een schorsgedeelte. Het bijniermerggedeelte maakt adrenaline aan en het bijnierschorsgedeelte maakt aldosteron en cortison aan.
De reactie van adrenaline op stresssituaties komt door de relatie met het centrale zenuwstelsel die op zijn beurt weer een relatie heeft met de Nierenergie.

De huidrelaties met cortisonen zijn:
+ bloedsuikerspiegel, huidklachten bij diabetici
+ huidconditie relatie met de energiehuishouding
+ ontstekingsremmend
+ panniculose
+ vetaanzetting: ter hoogte van de 7e halswervel [bizonbult]
+ vollemaansgezicht
+ vochtbalans: oedeem
+ vroegtijdige veroudering.

Ad.3 Alvleesklier – pancreas

De pancreas of buikspeekselklier wordt als één energetisch systeem gezien met de Milt en de Maagenergie.

De functie van de pancreas is de productie van het insuline en glucagon-hormoon. Deze hormonen hebben een directe relatie met de bloedsuiker-spiegel, bij verstoring ontstaat er diabetes. Bij deze ziekte kunnen we de huid alleen symptomatisch behandelen omdat de oorzaken complex zijn. Deze symptomatische behandeling bestaat uit:

+ weerstand verhogen tegen infecties en een slechte wondgenezing
+ droge, jeukende huid
+ eczemen, steenpuisten
+ vochtbalans herstellen.

Ad.4 Thymus

De thymus of zwezerik is een jeugdklier, na het vijftiende levensjaar ver-schrompelt deze klier. De beïnvloeding geschiedt voornamelijk via de Ren-momeridiaan op het drukpunt Renmo 17 op het sternum ter hoogte van de vierde tussenribsruimte. Andere relaties en massageaccenten zijn:

+ het extra Longpunt Yin Tang op de Dumomeridiaan
+ Hartconstrictor en Driewarmerenergie, het pericard heeft een directe anatomische verbinding met de thymusklier, de Driewarmer beschermt zowel de hormoonklieren als de lymfeklieren.

De thymusklier bestaat uit twee kwabben, het merg en het schorsgedeelte, die beiden een directe verbinding hebben met de productie van T-lymfocy-ten. De huidrelaties hierbij zijn:

+ beschermende functie bij onder andere eczeemvormen
+ lymfecirculatie
+ ontstekingsremmende werking.

Ad.5 Schildklier

De schildklier wordt direct beïnvloedt door de Maag en de Renmomeridi-aan. Deze klier heeft vele relaties, deze zijn:

+ Maag 9, Maag 10 en Maag 11 relatie bindweefselconditie en via de halsmassage
+ Dikke darmenergie relatie met de huidstructuur
+ Driewarmer relatie bescherming hormoonklieren. Deze relatie vinden we terug bij het drukpunt Driewarmer 23 waarbij de wenkbrauwbeha-ring kan uitvallen.
+ Dumo relatie via het hypofysepunt Dumo 16
+ Leverenergie via de regulatie van alle emoties en gemoedstoestanden en de invloed op de talgproductie en stofwisseling

+ Nierenergie in relatie tot de schakel tussen de hersenen en de voort-plantingsorganen en de groei van de beenderen. Vandaar de naam het huis van de groei.

Tijdens de halsmassage wordt er via de Maagmeridiaan en punten een directe invloed uitgeoefend op de werking van de schildklier. Deze massage beïnvloedt de schildklier om de halshuid transparanter te maken en om de processen van de rijper wordende huid te vertragen. De schildklier bewaakt de conditie en de structuur van het bindweefsel wat tevens ook een taak is van het Maag- en Miltenergiesysteem.

Het hormoon thyroxine, kan als er een jodium tekort ontstaat, op twee manieren problemen geven, namelijk:

+ er is een hyperfunctie van de schildklier, symptomen zijn:
  • hirsutisme
  • magerte
  • nervositeit, overdreven werkdrang
  • oedeem en zweettoename vooral bij de ledematen
  • rode, warme huid
  • slapeloosheid
  • vergrote oogbollen.
+ er is een hypofunctie van de schildklier, symptomen zijn:
  • droge, geïrriteerde ogen
  • droge, koude huid, schilfers
  • droog, futloos haar en haaruitval
  • oedeem en een slechte nagelconditie
  • zwelling van de schildklier.

Al deze symptomen kunnen soms door elkaar lopen. Een belangrijk effect van thyroxine is, ze verhoogt de hoeveelheid energie die de cel gebruikt. Hierdoor kreeg de schildklier de bijnaam: energieklier.

Ad.6 Epifyse – pijnappelklier

De beïnvloeding van de epifyse geschiedt direct via het extra Longpunt Yin Tang. De epifyse is het geestelijk en spiritueel centrum van ons lichaam. Door zijn verbinding met de oogzenuwen en zijn relatie met licht en donker wordt hij in verband gebracht met de waakslaapcyclus.

Melatonine, het epifysehormoon, is eigenlijk onze wekker, ons tijdklokje. Hij regelt het bioritme, de circadiaan ritmiek van de dag. Het moment wanneer de puberteit begint wordt ook door de epifyse geregeld.

De epifyse verschrompelt tussen het tiende en twintigste levensjaar hoewel de hormoonproductie min of meer actief blijft.

De epifyse is de ontmoetingsplaats van de voortplanting via de hormonen van de nieren. De relaties met de huid zijn:

- antioxydant, celbescherming
- emotionele huidreacties
- jetlegklachten
- puberteitsacne
- verjongingselixer.

Ad.7 Hypofyse

De beïnvloeding van de hypofyse geschiedt direct door het hypofysepunt Dumo 16 en het hypothalamuspunt Dumo 20.

De hypofyse of hersenaanhangselklier heeft een directe relatie met het Nier- en Blaasenergiesysteem. Het is de belangrijkste klier in ons lichaam omdat hij zorg draagt voor de aanmaak van veel verschillende hormonen. De hypofyse is de leverancier van de hormonen, de uitvoerder, terwijl de hypothalamus de opdrachtgever is.

De hypofyse stuurt het geheugen, het verstand, de intelligentie en het denkproces. De relatie van Dumo 16 met de huid is onder andere dat hij inzetbaar is bij hormonale acne en/of andere huiduitslag.

Hypothalamus

De hypothalamus is het regelcentrum van de hormoonhuishouding hij draagt zorg voor de homeostase. Hij is verbonden met de hypofysesteel en hij wordt omschreven als de onderkamer van de schedel. De hypothalamus is het trefpunt van activering en terugkoppeling. De beïnvloeding geschiedt via Dumo 20 het hypothalamuspunt en Dumo 16 het hypofysepunt.

De relaties met de huid zijn:

- alle huidproblemen: eczemen
- hoofdhaarconditie
- emotionele huidreacties, kalmering, rust en ontspanning.

14.4 Fysiologie van de emoties

Emotie is een vorm van energie, ze ontstaat net als onze gedachten uit de kosmische of universele energie. In China wordt deze energievorm Shen genoemd. Het is een verandering van de Shen als een reactie op berichten van buitenaf die via onze zintuigen tot ons komen.

Ze bestaat uit alle complexe emotionele, mentale en spirituele aspecten van de mens. Vrij vertaald betekent Shen; mind of spirit, levensgeest. Hiermee worden de levensfuncties bedoeld op het hoogste niveau, zichtbaar door de uiterlijke verschijningsvorm van de mens: vitaliteit.

In westerse begrippen kunnen we Shen plaatsen in directe relatie met ons limbisch systeem. In het westen wordt er een splitsing gemaakt tussen emoties en organische aandoeningen, in het oosten is dit niet het geval. Hier worden alle signalen en symptomen als een deel van het geheel beschouwd. Alle invloeden van binnenuit en van buitenaf kunnen een relatie met elkaar hebben als er een verstoring ontstaat.

Shen is geen concrete substantie, het omvat:
+ de emoties
+ de gedachten
+ het mentale aspect van de mens
+ het verlangen
+ de wilskracht.

Shen is de kracht achter iemands persoonlijkheid, de mogelijkheid tot denken, tot kiezen en tot onderscheiden.

De Shen is voor de emoties wat de zon is voor het klimaat. Ze integreert en coördineert de emoties. Als Shen optimaal werkt dan zijn er weinig blokkades. De mens evolueert gemakkelijk van de ene emotie in de andere, denk bijvoorbeeld aan het gezegde: Jantje huilt, Jantje lacht.

De Shen manifesteert zich door de emoties en heeft een sterke invloed op het lichaam. Als de Shen zwak is dan zullen de emotionele reacties verward zijn. Belangrijk voor de Shen is de conditie van de organen en vooral van de Hartenergie.

Shen zetelt in het Hart, het Hart is de ankerplaats van Shen. Zij heeft twee belangrijke betekenissen, namelijk:
+ complexe mentale eigenschappen specifiek gerelateerd aan het Hart, we gebruiken dan meer de term Geest of Mind
+ het geheel aan emotionele/mentale en spirituele aspecten van de mens gerelateerd met alle interne organen, we gebruiken dan meer de term Spirit.

Shen is de aanwezigheid die we laten zien in onze ogen als we echt wakker zijn. Shen wordt uitgedrukt in de ogen, denk hierbij aan de ogen zijn de vensters van onze ziel. Tevens hebben de ogen de sterkste relatie met de Leverenergie die op zijn beurt als eerste reageert op alle vormen van emoties.

Samengevat omvat de Shen:
+ de gelaatsuitdrukking
+ de lichaamshouding
+ de manier van praten en kijken
+ de glans in de ogen
+ de gevoeligheid

+ de correctheid van de reacties en de helderheid van gedachten.

Voorbeelden van de conditie van Shen zijn:

+ Shen is uitgeput of in disharmonie:
  • Ogen die niet glanzen als het gezicht donker staat
+ Shen is in harmonie:
  • Ogen zijn levendig en de persoon is levenslustig
+ Vals Shen:
  • Een mens die vrolijk opleeft in de laatste levensfase heeft emoties die niet passen bij dat moment.

Emoties hebben invloed op:

+ Yinconditie van de inwendige organen:
  • Emotie is een Yangkracht, het verteerd de Yinenergie
  • Yang is niet meer onder controle
  • Exces van Yang verergert de emoties.

+ Conditie en de circulatie van energie in de interne organen:
  • Longen & Dikke darm = verdriet, verteert energie, geeft energie tekort en oververmoeidheid
  • Milt & Maag = piekeren, blokkeert energie, geeft energiestagnatie en een opgeblazen gevoel
  • Hart & Dunne darm = vreugde, verspreidt energie, geeft energie chaos, onrust en hysterie
  • Nieren & Blaas = angst, is zinkende energie, geeft een dalende energie met loodzware benen en voeten
  • Lever & Galblaas = woede, is stijgende energie, geeft rebellerende energie met een brok in de keel.

Factoren die emoties kunnen beïnvloeden zijn;

+ hormonale verstoringen
+ medicatie en voeding
+ seizoenen en klimaat
+ sociale culturele gewoonten
+ trauma en ziekten
+ werkdruk en stress.

Longen & Dikke darm

Emoties worden pathologisch als ze te lang, te hevig of te intens aanwezig zijn. Ze zijn dan de belangrijkste oorzaken van interne ziekten, het behandelprincipe is dan psychotherapie. Als de emoties te lang uit balans zijn komt er een moment dat er pathologische klachten kunnen ontstaan in de interne orgaansystemen zoals:

+ langdurige depressie kan leiden tot een zichtbare blokkade in het lichaam bij het Longenergiesysteem, depressieve mensen gaan krom lopen
+ langdurige onderdrukking kan leiden tot zichtbare huidziekten.

Het doel hierbij is psychotherapie.

Als de emoties niet de oorzaken zijn maar de symptomen van bepaalde verstoringen dan kunnen we veel bereiken met massages.

Emoties kunnen in het beginstadium alleen tijdelijk functionele verstoringen geven in de interne orgaansystemen, zoals:
+ hyperventilatie
+ nerveuze vermoeidheid
+ transpiratieverstoringen, alle drie bij het Longenergiesysteem.

Het doel hierbij is manuele massage.

Verdriet schaadt de Longen, vreugde overwint het verdriet.
Dit betekent dat we de Hartenergie moeten versterken om de Longenergie te stimuleren. Massageaccenten zijn:
+ Hart en Dunne darm
+ Hartconstrictor en Driewarmer
+ Longen en Dikke darm.

Emoties die een relatie hebben met het Long en Dikke darmsysteem zijn:
+ antisociaal
+ bedroefdheid, depressief
+ contactarm
+ extreem moe
+ overspannenheid.

De spirituele relatie met dit systeem is de stoffelijke ziel Po. Deze aardse Geest is Yin van aard en is onscheidbaar verbonden met het lichaam. Ze heerst over de vijf zintuigen, denk hierbij aan de sensatie van een geurherinnering.

Overige relaties met het Long en Dikke darmsysteem zijn:
+ de darmen: ontlasting, verstoorde darmfuncties
+ de huid: emotionele huidreacties
+ de keel: een brok in de keel, keelpijn bij chronische stress
+ de neus: het beoordelingsvermogen, denk aan het gezegde op onze neus afgaan en bij de neus genomen worden
+ de poriën: stressinvloeden op de fysieke conditie gevolg transpiratieverstoringen en verkoudheden
+ rouwproces: gevoelige Long en Dikke darmdrukpunten.

Milt & maag

Piekeren schaadt de Milt, woede overwint het piekeren.

Dit betekent dat we de Lever moeten versterken om de Miltenergie te stimuleren. Massageaccenten zijn:

✦ Lever en Galblaas
✦ Milt en Maag.

Emoties die een relatie hebben met het Milt en Maagsysteem zijn:

✦ apathisch, slaperig na de maaltijd
✦ bezorgdheid, tobben
✦ eetstoornissen, overdreven afkeer en/of voorkeur zoetigheid
✦ melancholisch
✦ rusteloosheid
✦ te veel denken
✦ vergeetachtigheid.

De spirituele relatie met dit systeem is de Yi, het intellect en het verstand. Het abstracte denkvermogen zetelt in de Milt en bepaalt de kwaliteit van ons denkvermogen. Relaties hierbij zijn:

✦ concentreren en onthouden
✦ focussen en toegepast denken
✦ nadenken/overpeinzen en studeren
✦ het produceren van ideeën.

De pancreas heeft een relatie met het rationele denkproces.

Overige relaties met het Milt en Maagsysteem zijn:

✦ de huid: bindweefselzwakte en verwijde bloedvaatjes, huidpathologie ten gevolge van te veel bescherming/verzorging
✦ de maag: tandenknarsen ten gevolge van spanningen in de maag, maagzweren, denk aan het gezegde een maagzweer krijg je niet door wat je eet maar wat er aan je vreet.
✦ de mond: het kauwen van kauwgum stimuleert de hersenen tot concentratie en een beter geheugen, speekselvorming: droge mond bij angst en bij opwinding te veel speeksel denk hierbij aan het gezegde: het water loopt uit mijn mond
✦ de lippen: trillende lippen bij boosheid
✦ oedeem: angstrelatie, vochtvoorraad voor moeilijke tijden
✦ vochtbalans: mistig gevoel/watten in het hoofd.

Hart & dunne darm

Overdreven vreugde schaadt het Hart, angst overwint de vreugde. Dit betekent dat we de Nieren moeten versterken om de Hartenergie te stimuleren.

Emotionele shock en schuldgevoel tasten zowel het Hart als de Nieren aan. Massageaccenten zijn:

+ Nieren en Blaas
+ Hart en Dunne darm
+ Hartconstrictor en Driewarmer.

Emoties die een relatie hebben met het Hart en Dunne darmsysteem zijn:

+ haat tast zowel het Hart als de Lever aan
+ hysterisch gedrag, lach en huilbuien
+ intuïtief handelen
+ manisch gedrag
+ neurotisch gedrag, rusteloos
+ shock en schrikachtig
+ trauma's en psychosen
+ vage angsten
+ verdriet tast het Hart en de Longen aan.

De spirituele relatie met dit systeem is de Shen, ons bewustzijn, de bezieling en de levenskracht achter de energiehuishouding.

Overige relaties met het Hart en Dunne darmsysteem zijn:

+ huidskleur: bleekwit of rood worden onder invloed van emoties
+ liefde: de hartstocht, je hart loopt over, hartelijk zijn, dit zijn gezegden die een band hebben met het hart
+ transpiratie: ten gevolge van angst en/of nervositeit
+ tong, stem en spraak: onophoudelijk praten, stotteren, dyslexie, communicatie: niet op zijn mondje gevallen
+ slapen: excessief veel dromen met veel beelden en kleuren, slaapwandelen.

Nieren & blaas

Angst schaadt de Nieren, piekeren overwint de angst.

Dit betekent dat we de Milt moeten versterken om de Nierenergie te stimuleren. Massageaccenten zijn:

+ Milt en Maag
+ Nieren en Blaas.

Emoties die een relatie hebben met het Nier en Blaassysteem zijn:

+ angsten voor nieuwe uitdagingen
+ angst voor spinnen en slangen
+ angst voor ernstige ziekten
+ burn-out, rusteloos
+ faalangst en plotse angst: schrikachtig

- claustofobie
- hoogtevrees, smetvrees, watervrees en straatvrees
- vliegangst.

De spirituele relatie met dit systeem is de Zhi, de wilskracht en de wijsheid als bron van het overlevingsinstinct. De drijfveer die ons vastberadenheid geeft om onze doelen te bereiken ligt hier. Bij een disbalans zien we:
- een geringe motivatie
- weinig of geen zelfvertrouwen
- schuldgevoel en snel ontmoedigt
- uitputting.

Overige relaties met het Nier en Blaassysteem zijn:
- Blaas en Nieren: in de broek plassen van angst en het gaat door merg en been, zijn gezegden die een relatie hebben met elkaar
- centrale zenuwstelsel en de hormonen: emotie relatie hersenen en het limbisch systeem
- erfelijke factor: de optimist en de pessimist
- de oren: angstgeluiden als effect bij een horrorfilm
- het hoofdhaar: snel grijs en/of kaal worden ten gevolge van een trauma.

Lever & galblaas
Woede schaadt de Lever, verdriet overwint de woede. Dit betekent dat we de Longenergie moeten versterken om de Lever te stimuleren. Massageaccenten zijn:
- Longen en Dikke darm
- Lever en Galblaas.

Emoties die een relatie hebben met het Lever en Galblaassysteem zijn:
- agressief gedrag
- besluitenloosheid, plannen maken en niet uitvoeren
- boosheid, driftig en prikkelbaar
- frustraties en irritaties
- inconsequent gedrag
- haastig en schreeuwerig gedrag
- obsessief gedrag
- onzekerheid, schuchterheid
- ups & downs.

De spirituele relatie met dit systeem is de Hun, de etherische ziel. Deze hemelse Geest is Yang van aard en is de relatie na de dood. Het is de zielspersoonlijkheid die drie generaties na onze dood doorleeft.

Overige relaties met het Lever en Galblaassysteem zijn:

✦ een vette huid komt meer voor bij driftige mannen
✦ jeuk en branderig gevoel op de huid en rode vlekken in de nek
✦ de ogen: geven ons inzicht en visie: blind van woede, de oogmimiek bij een echte glimlach of gemaskeerde glimlach, de oogpupillen verraden onze emoties, koude woede is iets op je lever hebben en hete woede is je gal spuwen
✦ slapen: dagdromen en veel dromen, onrustig slapen, uittreding/trance
✦ emotionele stagnaties: emoties veranderen het lichaam door middel van krampen, stuipen en peesvergroeiingen zoals de halux valgus, dit is een erfelijke uitstulping bij de tenen, die kan zich verergeren door jezelf weg te cijferen en alleen maar dienstbaar te zijn voor anderen.

15

Huidpathologie

15.1   Ziekte oorzaken

In de Chinese geneeskunde is evenwicht het sleutelwoord tot gezondheid. Wat te veel beweging is voor de een kan onvoldoende zijn voor de ander. Wat te veel eten is voor iemand die zittend werk verricht kan te weinig voedsel zijn voor iemand die zwaar lichamelijk werk doet. Daarom moeten we ons geen ideaal en star evenwicht voorstellen waaraan ieder persoon moet voldoen. Het is belangrijk om een goede inschatting te maken van iemands constitutie en zijn lichamelijke en mentale conditie en deze relateren aan iemands eetpatroon, leefwijze en klimaatomstandigheden.
Het vaststellen van de oorzaken van een disbalans is noodzakelijk anders is het niet mogelijk om mensen advies te geven zodat ze specifieke veranderingen kunnen doorvoeren om het evenwicht te herstellen.

Volgens de Chinese geneeskunde is de oorsprong van een ziekte meer een oorspong van een disbalans in het Yin en Yangevenwicht. Het is een complex aan symptomen, pathologische veranderingen van en in het lichaam in samenhang met de omgeving.
Een disbalans en/of ziekte wordt bepaald door drie hoofdfactoren en een aantal nevenfactoren, deze zijn:

Hoofdfactoren:
✦ Omgevingsinvloeden, ziekten die door klimatologische omstandigheden worden veroorzaakt worden uitwendige oorzaken genoemd.
✦ Emotionele invloeden, emoties worden de inwendige oorzaken genoemd.
✦ Levensstijl invloeden, worden geen inwendige en geen uitwendige oorzaken genoemd, we hebben het hier onder andere over sport en voeding.

+ Fysiek letsel, zoals verwondingen van buitenaf
+ Parasieten: luizen, wormen en schimmels
+ Vergiftiging: reactie op bijvoorbeeld chemische stoffen en electrosmog
+ Verkeerde massagebehandelingen en verkeerde medicijnen.

Vaak zal één van de hoofdfactoren aanleiding geven tot een disbalans of ziekte, maar de onderliggende of nevenfactoren geven dan de mogelijkheid daar toe. Een zwakke conditie kan bijvoorbeeld ontstaan door een slecht voedingspatroon waardoor externe ziektefactoren binnen kunnen dringen.

Binnen de Chinese geneeskunde omvatten de ziekte oorzaken ook alle biologische bacteriën, virussen, chemische en fysische factoren die het lichaam beïnvloeden. Bijvoorbeeld een bacterie of een parasiet wordt geboren, door de klimatologische invloed Wind.
Door historische en wetenschappelijke beperking was de klassieke Chinese geneeskunde niet in staat pathogene microben te ontdekken of te herkennen. Ze konden enkel relaties leggen tussen klimaat en bepaalde symptomen. De externe pathogene factoren omschrijven dus niet alleen klimatologische invloeden of veranderingen maar meer klinische manifestaties. Ze bestuderen een reeks symptomen bij een ziekte, passend bij een ziekte ten gevolge van de oorzakelijke pathogene factor.

15.2   De acht principes

Om een ziektebeeld te herkennen is het noodzakelijk om een meer specifieke differentiatie te maken van Yin en Yang.
Een methode van differentiëren is volgens de acht principes. Men gaat uit van vier koppels die elk tegengesteld zijn aan elkaar. De Chinese term voor deze differentiatie is Ba-Gang- Bian-Zheng, dit betekent: acht principes onderscheiden symptoom. Deze zien er als volgt uit:

1. Yin   +   2. Yang
3. Intern   +   4. Extern
5. Koud   +   6. Warm
7. Leeg   +   8. Vol.

Yin en Yang is het belangrijkste principe omdat alle koppels daarin passen. Yin en Yang is de analyse, de categorie waarin de pathologie past. Externe, warme en volte ziektes vallen in de Yangcategorie. Interne, koude en leegte syndromen vallen in de Yincategorie.

De differentiatie van symptomen in termen van Yin en Yang is een voor-waarde om ze verder te kunnen classificeren volgens de resterende zes principes. Behalve dat ze kijkt of de symptomen warm, koud, leeg of vol, inwendig of uitwendig van aard zijn, zal de behandelaar moeten zien of ze in het bovenlichaam of in het onderlichaam voorkomen. Ook moet ge-keken worden of ze een indicatie zijn van het falen van de Yinfuncties: be-vochtigen, opslaan en voeden, of van de Yangfuncties: activeren, bescher-men en transformeren.

◆ Extern en intern relativeren aan de diepte van de ziekte.
◆ Koud en warmte hebben te maken met het karakter van de ziekte.
◆ Leeg en vol wijzen op de manier waarop het lichaam terug vecht tegen de pathogene factor, de ziekte verwekker.

Men hanteert deze koppels bij de verschillende vormen van diagnose. Het hele complex van symptomen wordt gerangschikt volgens de acht princi-pes en op deze wijze tracht men tot een behandelplan te komen.

15.3   De zes pathogene factoren

De zes pathogene factoren worden Liu Yin of Liu Xie genoemd. Dit bete-kent de zes duivels, de zes excessen of de zes slechten.
Samengevat worden deze zes omgevingsinvloeden de zes Perverse Energie-en genoemd, afgekort met de term P.E.

Vroeger werden ze de zes klimaten die altijd overwinnen, genoemd. Ze zijn zeer nauw gerelateerd aan het weer en ze corresponderen met de cy-clus van de seizoenen.

De Chinese geneeskunde ziet de klimatologische veranderingen als belang-rijkste externe ziekte oorzaken. Het klimaat wordt alleen een ziekte oor-zaak wanneer het evenwicht tussen het lichaam en de omgeving verstoord raakt. Dit kan omdat het weer te excessief is voor het seizoen of omdat het lichaam te zwak is in verhouding tot de klimaatfactor. Maar ook worden ziekte en symptomen beschreven of vergeleken met processen en gevolgen van klimatologische veranderingen in de natuur.

Wanneer iemand blijk geeft van inwendige reactiepatronen die analoog zijn aan externe weersomstandigheden, stelt de Chinese geneeskunde dat het klimaat bij deze persoon ook inwendig bestaat.

Koude zorgt er bijvoorbeeld voor dat de bloedvaten samentrekken. Op deze wijze remmen ze de bloedsomloop waardoor het lichaam afkoelt en er een verlangen naar warmte ontstaat. Wanneer symptomen corresponderen met symptomen die door koude worden veroorzaakt, zegt de Chinese geneeskunde dat de persoon in een toestand van Koude verkeert. Het maakt niet uit of die toestand het gevolg is van een blootstelling aan externe koude of niet. Een ongunstig klimaat hoeft geen verband te houden met het weer buiten. Een eskimo aan de Noordpool kan best last hebben van Vocht terwijl de lucht droog is, of van Hitte midden in een strenge winter.

De zes externe en interne pathogene factoren zijn:

1. Droogte   - Zao   - relatie Longen en Dikke darm
2. Vocht   - Shi   - relatie Milt en Maag
3. Hitte   - Re   - relatie Hart en Dunne darm
4. Vuur   - Huo   - relatie Hart en Dunne darm
5. Koude   - Han   - relatie Nieren en Blaas
6. Wind   - Feng   - relatie Lever en Galblaas.

Ad. 1 Droogte

Droogte is Yang en is als externe P.E. minder belangrijk. Ze heeft een stijgende beweging. Ze schaadt de Yin en de lichaamsvloeistoffen en ze beïnvloedt de circulatiefunctie van de Longen en de Dikke darm met als gevolg dat dit energiesysteem extra gevoelig is voor Droogte. Interne Droogte kunnen we niet los zien van een Yin tekort en Hitte patronen.

Als externe P.E. dringt Droogte binnen via de mond en de neus en geeft verstoringen in de Weichi van de Longen. Hij kan ontstaan door een droge omgeving zoals een woestijnklimaat of een te warme airconditioning of centrale verwarming.
Wind is de drijvende factor bij P.E. Droogte, we zien vaak symptomen van Wind en Droogte.
Droogte verschrompelt en verdort, ze beschadigt vloeistoffen en dit uit zich in symptomen van dehydratatie. We zien dan onder andere:

✦ broze nagels
✦ droge, gebarsten, rimpelige, ruwe huid,
✦ droge hoest met weinig slijm en een droge stoelgang
✦ droge keel, mond en neus
✦ futloos hoofdhaar
✦ gebrek aan transpiratie
✦ droge, geïrriteerde ogen
✦ kloofjes
✦ borstpijn en kortademigheid.

Externe Droogte komt echter voor in heet of winderig weer. Interne Droogte komt echter voor wanneer lichaamsvloeistoffen beschadigt of verloren zijn gegaan als gevolg van:

✦ bloedverlies en/of Yinenergie tekort
✦ excessieve diarree en urinelozing
✦ koorts en overdadige transpiratie.

Bij interne ziekte ziet men meestal Hitte en Droogte, waarbij de symptomen van Hitte overheersen. Warm gekruid voedsel, antihistaminica, diuretica en andere samentrekkende medicatie die afscheidingen remmen, kunnen Droogte veroorzaken.

Droogte kan op zijn beurt irritatie, ontstekingen en Hitte veroorzaken door een tekort aan vocht.

Ad. 2 Vocht

Vocht is Yin omdat het zwaar en traag is. Vocht maakt een dalende beweging in het lichaam en is hardnekkig en recidiverend.

Vocht is gerelateerd aan achterblijven, beperken, vertragen en stagneren van de energie en de vochtcirculatie. Voor Vocht wordt vaak de term damp gebruikt. Zoals Wind alles doet stijgen trekt het Vocht alles naar beneden. Het zinkt omlaag en stapelt zich op zoals een stilstaand moeras. Vocht in de externe omgeving veroorzaakt kleverigheid, stagnaties, troebelheid en zwellingen. Het beïnvloedt lichaamsdelen die dichtbij de grond zijn. Vooral het onderlichaam wordt aangetast, denk bijvoorbeeld aan voetschimmels. Het komt langzaam op en is moeilijk te elimineren. De symptomen zijn in tegenstelling tot Wind gefixeerd, zeurend en langdurend. Vocht komt tot uiting als een gevoel van volheid en zwaarte in de benen, de borst of in het hoofd.

De Milt is het meest gevoelig voor Vocht, zijn functies kunnen hierdoor gemakkelijk verstoord raken.

P.E. Vocht kan ontstaan als we wonen in een vochtig land of omgeving of andere invloeden, deze zijn:

✦ beroepsmatige omstandigheden, werken in een wasserette
✦ op nat gras gaan zitten
✦ ons zelf niet voldoende afdrogen
✦ te lang in vochtige kledij blijven lopen
✦ wonen in een vochtig huis of in de buurt van de bossen of water.

Vocht kan zich ook voordoen ten gevolge van te veel zoete voeding, alcohol of melkproducten. Als de toestand van Vocht zich gedurende langere tijd voordoet kan het condenseren tot slijm.

Interne P.E. Vocht ontstaat vaak door een abnormale ophoping van vloei-stoffen in het lichaam bijvoorbeeld ten gevolge van een sportblessure. Vocht komt vaak voor in combinatie met Hitte, Koude en Wind. Ze komen zelden alleen voor.

Huidproblemen in combinatie met Vocht zijn:
+ hardnekkige en steeds terugkerende huidproblemen
+ huidziekten met een vochtige uitscheiding: nat eczeem
+ gezwollen lymfeklieren
+ oedeemvormen vooral in de buik en ledematen
+ overvloedige afscheiding van slijm
+ transpiratieverstoringen
+ vettige huid, plakkerig gevoel
+ verharde huidknobbels en cysten
+ vochtblaren en ettervorming.

Wanneer Vocht samen met Hitte voorkomt kunnen er zich rode, pijnlijk zwellingen voordoen. Alle abcessen, zweren of huidverwondingen met pus of vocht zijn een indicatie voor Vocht of Vocht en Hitte. Vocht in combi-natie met Wind veroorzaakt zwellingen die opkomen, verdwijnen en zich verplaatsen zoals bij netelroos of jeukende, lopende wonden en zweren.

Ad. 3 Hitte
Hitte is een Yang fenomeen. Ze veroorzaakt beweging, echter minder feller en sneller dan Wind, maar meer onrustig.
Hitte veroorzaakt dat het bloed en de Shen zich roekeloos gaan bewegen. Symptomen die we zien zijn dan onder andere bloedingen en onrustige, prikkelbare mensen.

Hitte heeft een stijgende beweging, is activerend en verwarmend, ver-bruikt de Yinenergie en tast de lichaamsvloeistoffen aan. De karakteristieke effecten die Hitte heeft op substanties in de externe omgeving zijn:
+ ze concentreert vloeistoffen
+ ze intensiveert geur en kleur
+ ze veroorzaakt een brandend gevoel
+ ze veroorzaakt dorst en transpiratie.
Dit zijn tevens de effecten van Hitte als die het lichaam binnendringt.

Hitte betekent het versnellen van de metabolische activiteit, het verwijden van de bloedvaten en het activeren van de circulatie. Hitte stijgt op en beweegt naar de oppervlakte en heeft de neiging het bovenlichaam aan te vallen.

Wanneer Hitte excessief wordt genereert het aandoeningen zoals ontstekingen en koorts. De neiging van Hitte om naar de oppervlakte te bewegen wordt geïllustreerd door transpiratie. Dit is een teken dat de Yangwarmte door de huid wordt uitgestoten.

Ook emotionele oorzaken, denk aan een verhitte discussie, kunnen Hitte beïnvloeden. Interne Hitte in ons lichaam ontstaat vaak door geblokkeerde emoties en overgevoeligheid.

Een rode kleur van gezicht, nek en ogen weerspiegelt de Hitte als deze opstijgt. Het komt vaak voor in combinatie met intense gemoedstoestanden zoals vreugde, verlegenheid en woede.

Als Wind, Koude en Vocht zich gedurende langere tijd in de gewrichten ophouden, kunnen deze roder, pijnlijker en warmer worden. Externe oorzaken van Hitte zijn:

+ een heet weertype, hittegolf
+ centrale verwarming
+ warme werkomstandigheden in een centrale keuken.

Hitte kan ook in het lichaam ontstaan ten gevolge van het innemen van verwarmende drank of voedsel zoals alcohol, hete kruiden en koffie. Hitte kan tevens worden veroorzaakt door een tekort aan het verkoelende Yinprincipe.

In de menopauze krijgen veel vrouwen last van opvliegers. Deze Hitte ontstaat als gevolg van de afname van de bevochtigende en afkoelende Yinaspecten van het lichaam in deze levensfase.

Wanneer Hitte de oppervlakte aantast kan dat de vorm aannemen van huidaandoeningen zoals onder andere:

+ acne, etterwonden, steenpuisten en zweren
+ branderige jeuk
+ de buigzijde van de ledematen is meer aangedaan en we kunnen eczeem tegenkomen als een typisch Hitte huidprobleem
+ rode strepen en vlekken
+ rode verheven, pijnlijke huidproblemen met een duidelijk zichtbare grens tussen de gezonde en de zieke huid.

Ad. 4 Vuur

Hitte en Vuur worden door elkaar gebruikt hoewel Vuur meestal in overtreffende trap van Hitte wordt bedoeld. Ook wordt Vuur vaak als een interne P.E. Hitte gezien en Hitte als een P.E. extern.

Vuur wordt dus gezien als een hevige Hitte of hete atmosfeer of als normaal lichaamsvuur. Ook Vuur is Yang en heeft een stijgende beweging, de overige reacties en relaties gelijken op Hitte alleen een graadje erger. Huidproblemen waarbij Vuur aanwezig is zijn onder andere:

+ abcessen en acne vormen
+ allerlei huidziekten omdat zowel Hitte als Vuur het bloed aantast
+ branderigheid en jeuk
+ chronische huidaandoeningen
+ gespannen, warme en pijnlijke huid
+ huidirritaties, roodheid en erytheem
+ impetigo.

Ad. 5 Koude

Koude is Yin omdat ze passief is. Ze wordt geassocieerd met de winter en met de dalende beweging in het lichaam. Koude verhindert de Yangfuncties zoals bewegen, beschermen, transformeren, vasthouden en verwarmen. Koude vertraagt in het algemeen, zowel buiten als binnen het lichaam, de activiteit en beweging. In het lichaam kan Koude de meridianen blokkeren waardoor er stagnatie van energie en bloed kan ontstaan. Dit veroorzaakt ernstige krampen en pijn die verbetert bij warmte en verergert bij koude.

Koude vertraagt dingen door ze af te koelen. Kou onderdrukt de stofwisseling en remt de bloedsomloop. Wanneer Koude de oppervlakte aanvalt, trekken de huid, de poriën en de spieren zich samen, en laten kippenvel en rillingen zien. Wanneer de defensieve Yang van het lichaam in actie komt om de indringer af te weren, ontstaat er meestal koorts. Het belangrijkste symptoom van P.E. Koude is dat de persoon koud is. Het hele of een gedeelte van het lichaam voelt koud aan en de persoon ziet bleek, heeft een hekel aan koude en zoekt warmte op.

De karakteristieke effecten die Koude heeft op de externe omgeving zijn:

+ ze houdt vloeistoffen vast en ze reduceert dorst en transpiratie
+ ze reduceert de intensiteit van geur en kleur
+ ze vertraagt de beweging waardoor stagnaties ontstaan
+ ze veroorzaakt een bijtende en verkrampende pijn
+ bij de transformatie ontstaan er deficiënties van substanties en onvoldoende vertering
+ bij bescherming ontstaat er een verstoorde Weichi waardoor andere P.E.'s gemakkelijk kunnen penetreren.

Koude geeft heldere, koude, waterige afscheidingen, er is bijvoorbeeld een overmatig verlies van nasale secretie of urine.

Externe Koude oorzaken zijn koud weer of koude werkomstandigheden. Externe Wind en Koude komt vaak samen voor, de Wind versterkt de Koude symptomen. We spreken dan van bi-syndromen. Deze syndromen spelen een belangrijke rol bij reumatische aandoeningen.

Koude kan ook intern ontstaan, of wel door een gebrek aan metabolische warmte, dan wel door een overschot aan voedsel, vocht of medicijnen die men beschouwt als koud.

Onder het concept van Koude valt datgene wat gekoeld is en een koude temperatuur heeft, maar eveneens voedsel dat een koude natuur heeft. Koude kan in het lichaam ontstaan ten gevolge van het innemen van verkoelende dranken of voedsel zoals banaan, salades, ijs en yoghurt. Ook een tekort aan het verwarmende Yangprincipe, vooral het Yang van de Nieren, kan koude veroorzaken. Het Nier en Blaasenergiesysteem is dan ook het meest gevoelig voor Koude.

Koude veroorzaakt bleke huidaandoeningen die bij warmte en warm weer verbeteren. Andere symptomen zijn onder andere:
+ blauwrode verkleuring aan de uiteinden van de ledematen
+ bleekroze, paarse huidvlekken
+ gezwellen en knobbels
+ samentrekkingen en verhardingen van de huid en littekens
+ oedeemvormen
+ winterhanden/voeten.

Ad. 6 Wind

Wind in het lichaam is vergelijkbaar met wind in de natuur. Ze veroorzaakt verschijnselen die lijken op de wind die men in de natuur tegenkomt. Elke ziekte die plotseling optreedt, die snel komt en gaat of vele snelle veranderingen kent, wordt als Wind beschreven.

In de Chinese geneeskunde wordt Wind aangeduid als het speerpunt van ziekte. Het is de meest krachtige en doordringende externe ziekte oorzaak. Om deze reden is het belangrijk om het lichaam tegen Wind te beschermen. Wind is Yang omdat zijn beweging acuut, actief, brutaal en veranderlijk is. Wind is licht en stijgt op daarom zijn er bij een aanval van P.E. Wind veel symptomen in het bovenste deel van het lichaam of aan de oppervlakte. De meest voorkomende manifestatie van Wind is de gewone verkoudheid met keelpijn. Ze treft het bovenlichaam en ze tast als eerste het bovenste orgaan aan, de Longen.

Het Lever en Galblaasenergiesysteem is extra gevoelig voor Wind. De Galblaasmeridiaan wordt gezien als één van de belangrijkste energetische scheerlijnen in het lichaam voor behoud van de lichaamshouding. Deze Galblaasscheerlijnen lopen over de gehele zijkant van het lichaam. Analoog hieraan zijn de scheerlijnen die de campingtent moeten beschermen tegen te veel wind, om hem op zijn plaats te houden.

De belangrijkste klinische manifestaties van Wind zijn:

+ hij brengt Droogte met zich mee en heeft invloed op de huid
+ hij brengt allergenen, bacteriën en virussen met zich mee
+ symptomen beginnen acuut en heftig, ze zijn overal verspreidt en ze verspringen snel van plaats
+ hij neemt intrek in het bloed
+ hij kan krampen, tremoren maar ook stijfheid en verlammingen veroorzaken
+ hij veroorzaakt jeuk en rillingen en een afkeer van tocht.

Wind is een migrerende beweging die onvoorspelbaar toeneemt en afneemt, waarbij het de plaats en de richting van andere dingen verstoort. Van alle klimatologische krachten die disharmonie kunnen veroorzaken is Wind de meest venijnige. Het geen ook blijkt uit de zegswijze er waait een gemene of kwade wind.

Wind dringt de huid binnen en verstoort de circulatie van Weichi in de ruimte tussen de huid en de spieren. De aanwezigheid van Wind in deze ruimte blokkeert de dalende en verspreidende functie van de Longen en veroorzaakt huidklachten en transpiratieproblemen.
De aantasting van het oppervlak van het lichaam door Wind uit zich in pijnlijke plekken, jeuk en gevoeligheid van de huid en de spieren. We zien onder andere:

+ allergische huidreacties verspreidt over het gehele lichaam
+ acne, huiduitslag, huidinfecties en ontstekingen en papels
+ branderige jeukende huid, het kan bloeden waarna er zich korsten vormen terwijl de uitslag weer verdwijnt
+ droge huid met schilfers
+ huidpathologie zoals netelroos.

We kunnen op twee manieren beïnvloed worden door Wind:
1. Door winderige omstandigheden bevangen worden, dit kan betrekking hebben op de volgende punten:
   • airconditioning in auto's en gebouwen
   • een winderige dag
   • koele onnatuurlijke luchtstroom van een ventilator
   • rijden in een cabriolet of op een motorfiets

- in een tochtig huis wonen.
2. Acute weersveranderingen zoals:
    - elke weersverandering die niet past bij het seizoen
    - temperatuurverschillen bij het betreden en verlaten van centraal verwarmde gebouwen zoals bij de toegang van winkels
    - temperatuurverschillen na thuiskomst buitenlandse vakantie.

15.4   Huidpathologie

Als een huid problemen laat zien dan is het belangrijk dat we kunnen herkennen of meer het functioneel aspect van de huid verstoord is of meer het voedend aspect. Functioneel wil bijvoorbeeld zeggen dat er een tijdelijke roodheid is die bij massagedruk verdwijnt. We kunnen de behandeling richten op de oorzaken en proberen de functies van de huid te normaliseren.
Als het voedend aspect verstoord is zien we een roodheid die niet verdwijnt bij massagedruk. Dit wil zeggen dat de klachten chronisch zijn en dieper in het lichaam zitten. Er kunnen bijvoorbeeld concrete verstoringen in de complexe diverse lichaamsprocessen aanwezig zijn.

Als een huidfunctie stoornis evolueert in een huidpathologie dan moeten we onze aandacht meer richten op de uiterlijke verschijnselen, de symptomen. Omdat ook de Chinese geneeskunde geen directe antwoorden heeft op de diverse oorzaken van huidziekten is de symptomatische aanpak het basisprincipe. Belangrijk is dat klanten met een gelijke huidziekte, ieder anders behandeld moet worden, doordat er bij ieder individu andere oorzaken een hoofdrol kunnen spelen. Er bestaat dus geen standaardbehandeling voor huidpathologie. Bij huidziekten geven de organen zelf soms geen klachten of men is zich er niet bewust van.

Huidpathologie heeft in eerste instantie te maken met een erfelijke zwakkere huidconditie. Huidconditie en huidfuncties hebben de sterkste relaties met het Long en Dikke darmsysteem. Deze zijn op hun beurt gekoppeld aan de opperhuid. Ten tweede heeft elke huidpathologie te maken met diverse vormen van pathologie in de bloedcirculatie of in de samenstelling van het bloed.

Oedeem
Bij oedeem kan er zowel sprake zijn van een energie tekort als een vocht tekort, beiden vallen onder de term Yin tekort.
Beide tekorten hebben een relatie met het onderactief functioneren van bepaalde processen in het lichaam.

Bij een energie tekort zien we:

✦ te weinig kracht om het vocht te laten circuleren
✦ onvoldoende uitscheiding lichaamsvochten
✦ vaak drinkt men voldoende.

Bij een vocht tekort zien we:

✦ te weinig vochtopname om het vocht te verdelen
✦ te veel vochtuitscheiding door middel van transpiratie:
  • overdag zweten noemen we het verdampen van de spieren
  • nachtzweten noemen we het verdampen van de botten.
✦ het lichaam reageert vaak met oedeem, als er te weinig vochtinname is zal het lichaam het aanwezige vocht gaan vasthouden.

Er is een test waardoor men kan kijken of dat men vocht vast houd, deze test wordt de waterbal genoemd.

Duw op de handpalm in de richting van de pols, zie afbeelding. Druk 1 centimeter beneden de polslijn in de richting van de polslijn. Als er een bultje/waterbal verschijnt aan de andere zijde van de polslijn duidt dit op een teveel aan vocht in het lichaam. Mensen met een waterbal hebben meestal wat klamme handen.

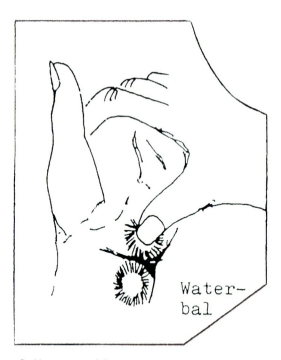

Afbeelding 1. De waterbal.

Energetische verstoringen

De vier belangrijkste orgaan/meridiaansystemen die betrokken zijn bij alle vormen van oedeem zijn:

1. Longen en Dikke darm
2. Milt en Maag
3. Nieren en Blaas
4. Hartconstrictor en Driewarmer.

Ad. 1. Longen en Dikke darm

Als de Longen zwak functioneren dan zullen de lichaamsvochten moeilijk dalen in het lichaam, dit kan resulteren in problemen bij het urineren of in oedeem. Ook zal de functie van de huidporiën verstoord zijn, er ontstaan transpiratieverstoringen.

Bij oedeem ten gevolge van de Longen en de Dikke darm zien we:

✦ oedeem concentreert zich in het bovenlichaam
  • bovenste ledematen en in het gezicht: vochtwallen
✦ soms is het oedeem verspreidt over het hele lichaam.
✦ een grauwe, bleke huidskleur.
✦ hoofd en nek en gewrichtspijnen
✦ hoesten.

Ad. 2. Milt en Maag

Bij oedeem ten gevolge van het Milt en Maagsysteem zien we:

✦ het begint meestal bij de handen en de voeten
✦ concentreert zich rondom de buik
✦ vochtwallen op de oogleden
✦ een vaalgele huidskleur
✦ koude ledematen
✦ geen eetlust
✦ diarree.

Ad. 3. Nieren en Blaas

Bij oedeem ten gevolge van de Nieren en de Blaas zien we:

✦ het oedeem is verspreidt over het gehele lichaam
✦ concentreert zich vaak bij de benen/enkels, de billen en de lendenen
✦ in het gezicht; vochtwallen onder de ogen
✦ gezwollen, bleek en glanzend gezicht
✦ rug en knieklachten
✦ zwakke vitaliteit en weinig eetlust
✦ chronische ziekten.

Ad. 4. Hartconstrictor en Driewarmer

Dit energiesysteem heeft een coördinerende en verbindende functie met de bovenstaande energiesystemen. Het oedeem kan verspreidt zijn over het gehele lichaam en een relatie hebben met zowel verstoringen in de hormoonklieren als met de lymfeklieren.

Overige invloeden en oorzaken van oedeem zijn:
+ bloedcirculatieverstoringen, hartinsufficiëntie
+ emotionele problemen
+ erfelijke factoren
+ hormonale invloeden: menstruatie en zwangerschappen
+ invloeden van buitenaf; operatietrauma, fracturen, ontstekingen, röntgenstralingen en verwijdering lymfeknopen
+ immobiliteit / ziekten: wondroos, decubitus
+ medicijngebruik / hormoonpreparaten
+ voeding: te weinig vochtinname, streng dieet, te veel zout.

Yin en Yangoedeem

Het volgende schema laat een indeling zien gerelateerd aan de interne en externe factoren gekoppeld aan het principe van Yin en Yang.

YINOEDEEM:	YANGOEDEEM:
= lymfostatisch oedeem	= lymfodynamisch oedeem
= interne oorsprong	= externe oorsprong
= invloeden van binnenuit	= invloeden van buitenaf
Oedeemvormen:	
1. Hormonaal oedeem	1. Allergisch oedeem
2. Mechanisch Yinoedeem	2. Inflammatoir / rood oedeem
3. Constitutioneel oedeem	
= belemmering in het afvoersysteem	= grote aanvoer/toename van lymfe
= veneuze of lymfatische obstructie	= vasculair oedeem: lymfvaten zijn niet in staat verhoogde lymfatische last af te voeren
= eiwitrijk	= eiwitarm
= lymfbanen werken niet optimaal	= lymfvatensysteem functioneert
Kenmerken:	
= weinig indeuking	= diepe indeuking die lang zichtbaar is
= zwellingen zonder mentale onrust	= zwellingen met mentale onrust
= normale urine	= donkere urine
= diarree	= constipatie
= leegte type: tekorten	= exces type: pitting oedeem
= goed massageresultaat	= minder goed massageresultaat.

Yinoedeem vormen kunnen veranderen in Yangoedeem vormen onder invloed van externe vochtproblemen. Yangoedeem kan evolueren naar een Yinoedeem. Tussen beide vormen komen vele combinaties en overgangen in de praktijk voor.

Behandelprincipe

Shiatsu en manuele lymfedrainage kunnen de vochtcirculatie weer in beweging brengen waardoor de vochtbalans in het weefsel hersteld wordt.
Lymfedrainage passen we lokaal op de probleemgebieden toe om de stroming van lymfe in beweging te brengen en af te voeren.
Shiatsu passen we distaal toe, dus niet op de probleemgebieden zelf, om de diepere oorzaken van oedeem aan te pakken in relatie tot de circulatieprocessen van de interne orgaansystemen.
Om de vochtcirculatie te bevorderen gebruiken we specifieke drukpunten. Bij vochtwallen in het gezicht masseren we onder andere op Blaas 1+2, Dikke darm 20, Dumo 26, Galblaas 12, Long 1 en Milt 9.

Netelroos

Netelroos of galbulten zijn een rode, vlekkerige huiduitslag waarbij histaminevorming en vocht onder de huid vrijkomen. De uitslag lijkt op de aanraking van de huid met brandnetels. Brandnetelhaartjes scheiden een histamineachtige stof af. Brandnetels, Urtica en netelroos, Urticaria, hebben veel overeenkomsten, zelfs de geslachtsnaam is bij beiden hetzelfde.

De algemene kenmerken van netelroos zijn:
+ verspreid voorkomende rode vlekken die zich snel verplaatsten
+ oedeemvormen
+ warme, jeukende huid over het gehele lichaam en roodheid
+ gevoeligheid en/of pijnlijk op en rondom de 7e halswervel, Dumo 14, rond deze grote wervel is een soort doorgang waar externe P.E.'s kunnen penetreren in ons lichaam, het is tevens een Longreflexzone.

Er zijn verschillende vormen van netelroos, deze zijn:
+ acute netelroos   - directe reactie van een paar minuten, uren en/of dagen
+ chronische netelroos   - gedurende een paar maanden tot een paar jaar
+ reuzen netelroos   - bijzondere vorm met een slechte prognose omdat het oedeem zich bevindt in de mond waardoor ademnood kan ontstaan.

De oorzaken van netelroos zijn talrijk, we noemen er enkele:

✦ 25% ontstaat ten gevolge van een allergie door de antigene stof die men eet of die men inademt, dit is een allergische netelroos.

Er komt bij netelroos histamine vrij waardoor de bloedvatwanden een grotere doorlaatbaarheid krijgen waardoor vocht onder de huid komt, de zogenaamde galbulten. Additieven in voeding en in bepaalde dranken kan netelroos veroorzaken. Bij voedingsmiddelen kennen we twee vormen, deze zijn:

✦ voeding waarin histamineachtige stoffen zitten:
  • aubergine, bier en wijnen, cervelaatworst, haring, tonijn, oude kaas, spinazie en zuurkool
✦ voeding waarin histamine vrijmakers zitten, de zogenaamde liberators, zodra deze voeding in ons lichaam komt wordt er histamine vrij gemaakt:
  • geur, kleur en smaakstoffen in voeding
  • aardbeien, cacao, kaneel, schaal- en schelpdieren, tomaten, vanille en varkensvlees.

Andere oorzaken die netelroos kunnen veroorzaken zijn:

✦ atmosferische druk
✦ bijensteken
✦ extreme weersveranderingen en milieu invloeden
✦ griep, ontstoken amandelen
✦ ongunstige reactie op bijvoorbeeld hooikoorts injecties
✦ mechanische druk van een te strakke broekriem.

De symptomen in relatie tot de oorzaken volgens de P.E. is:

✦ externe P.E. Wind dringt binnen via de mond of de neus en beïnvloedt het bloed en de Leverenergie, gevolg acute netelroos.
  Het lichaam houdt de Wind vast en dit leidt tot overreacties.

Belangrijke drukpunten om te masseren zijn: Blaas 23, Dikke darm 11, Driewarmer 6, Long 5 en 7, Milt 10 en de Lever en de Galblaasmeridiaan.

Eczeem

Eczeem is een infectieuze ontstekingsreactie van een overgevoelige huid op een nauwelijks merkbare prikkel. De Chinese geneeskunde ziet eczeem als een manifestatie van een agressie op de huid die tijdelijk of continu verstoord wordt door pathogene factoren. Dat zijn factoren die zowel exogeen als endogeen kunnen zijn en die in wisselende verhouding optreden.

Eczeem heeft vele verschijningsvormen, deze zijn onder andere:
1. acuut Milt eczeem – nat eczeem
2. subacuut Lever eczeem – wisselend droog en vochtig eczeem
3. chronisch Long eczeem – droog eczeem.

Ad. 1. Acuut Milt eczeem

Deze eczeemvorm is meestal een vochtig eczeem met vochtblaasjes en op-hoping van vocht in het epiderm. Deze vochtige uitslag evolueert naar droog en vormt na de afscheiding korsten en huidschilfers. Verdere kenmerken zijn jeuk en roodheid en weinig of geen eetlust. Het is vaak een lokale aandoe-ning doch door aanraking kan het zich over het gehele lichaam verspreiden. Het Milt en Maagsysteem heeft de sterkste binding met nat eczeem. Het openbaart zich meestal op de bovenste oogleden en de ledematen.

Ad. 2. Subacuut Lever eczeem

Subacuut eczeem is een overgangsvorm van vochtig naar droog eczeem met een wisselend aspect. We zien infectieuze huidknobbels die groepsge-wijs voorkomen. De huid is minder rood en er zijn geen blaasjes maar er is wel spongiose. We zien meer jeuk, vooral over het gehele lichaam. Het Le-ver en Galblaassysteem is meer betrokken bij subacuut eczeem. We zien dit eczeem vaak op de benen, in de knieholten en bij de voeten op de enkels.

Ad. 3. Chronisch Long eczeem

Deze eczeemvorm is meestal een droog eczeem als gevolg van de acute fase. We zien een ruwe huidverdikking, een leerachtige verhoorning van de huid. Er zijn minder drastische symptomen dan bij de acute vorm. Door-dat het Long en Dikke darmsysteem hierbij betrokken zijn zien we soms constipatie. Het eczeem manifesteert zich vooral op de armen, bij de elle-bogen, de polsen en in de handpalmen. Ook zien we droog eczeem op de benen en op de voetzolen.

Belangrijke drukpunten voor alle eczeemvormen zijn: Blaas 31 t/m 34 + 40, Dikke darm 4 + 5 + 11, Dunne darm 3, Driewarmer 4, Dumo 14, Galblaas 34 + 40, Hart 6, Maag 14 + 36, Milt 6 + 10.

Psoriasis

Psoriasis of schubvlecht is een goedaardige ontsteking van de huid. Ze kan alleen uitbreken bij mensen die hiervoor een erfelijke aanleg hebben dan wel voorbelast zijn. Bijzonder opvallend bij psoriasis is de extreem hoge huidaanmaak naar de hoornlaag. Deze aandoening kan door allerlei facto-ren uitbreken, van bepaalde prikkels van buitenaf tot inwendige infecties, stress, bepaalde medicijnen en zwangerschap.

Psoriasis is dus een verhoogde celdeling in de opperhuid. Door de snelheid kunnen de cellen niet in voldoende mate het natuurlijk proces van de levende en delende cel naar de dode, platte en kernloze cel, afmaken.

Het gevolg is dat er een verdikking van de hoornlaag ontstaat waarbij men in de cellen resten aantreft van de celkernen. Deze verhoornde cellen laten gemakkelijker los en veroorzaken een schilferachtige huid die rood en begrensd is. De schilfers zijn droog en wit. De algemene kenmerken van psoriasis zijn:

+ niet besmettelijk
+ psychosomatisch karakter, het ontstaat willekeurig doch vooral op momenten van veel spanningen, stress of zwakte tijdens een griep
+ 25% hebben gewrichtsklachten, reumatische klachten
+ symmetrische manifestatie
+ stofwisselingsverstoringen
+ zeer hardnekkig vooral op jonge leeftijd.

Psoriasis kan beïnvloedt worden door:

+ allergische en toxische gevoeligheid
+ fysieke trauma's
+ hormonale veranderingen
+ infecties door bacteriën en schimmels
+ medicijngebruik
+ slecht werkend immuunsysteem
+ zonnestraling.

Psoriasis tast niet de haargroei aan, alleen de haarwortel laat eerder los waardoor het lijkt of het haar dunner wordt. De zweetsecretie is op de aangedane plaatsen meestal verstoord. Op de nagels kunnen we ook diverse symptomen herkennen:

+ bruine, olieachtige vlekken
+ splinterbloedingen: bruine, dwarse strepen over de lengterichting
+ zwarte putachtige plekjes op de nagels.

Als men over de aangedane huid krabt met een nagel geeft dat hetzelfde effect als wanneer men over gestold transparant kaarsvet gaat.

Er zijn diverse variatievormen van psoriasis, deze zijn:

+ druppelachtige vlekken
+ op een muntstuk gelijkende vlekken
+ ringvormige vlekken
+ samenvloeiing van begrensde vlekken
+ met pijnindicaties.

YIN PSORIASIS	YANG PSORIASIS
Kenmerken:	
= blekere vlekken	= roosachtige vlekken
= minder schilfers	= veel schilfers, als deze er af vallen zien we: bloederige puntjes, roze huid, jeuk, irritaties en vochtigheid
= de huid voelt hard en ruw	= acute huiderupties
= afgegrensde schubhaarden, beperkte huidaantasting	= kleine rozerode knobbels met witte, zilverig glanzende schubben
= uitgedroogd aspect van de huid	= constipatie
= vochtarme huid	= droge mond
Relaties met het bloed:	
= tekort aan bloed / leegte bloed en/of bloedstagnatie	= Hitte bloed door tekort aan vloeistoffen en uitdroging
Relaties met energiekoppels:	
= Hartenergie	= Longenergie
= Miltenergie	= Miltenergie
= Leverenergie	= Nierenergie

De huidgebieden, in volgorde van frequentie waar psoriasis zich manifesteert is:

+ op de hoofdhuid
+ op de ellebogen
+ op de knieën
+ op het bovenste deel van de onderrug, vlak boven de bilnaad
+ op de handpalmen en/of voetzolen, dit is een slechte prognose
+ op plaatsen waar de huid beschadigt is zoals bij schaafwonden.

In de oosterse visie onderscheiden we een Yinpsoriasis en een Yangpsoriasis, zie schema. Volgens de Chinese geneeskunde is psoriasis een huidpathologie ten gevolge van stagnatie P.E. Wind/Hitte en Droogte. De ziekte ontstaat doordat de P.E. stagneert in de oppervlakkige vertakkingen van de meridianen met als gevolg tintelingen en angst voor Wind en Koude.

Vervolgens dringt de P.E. dieper door waardoor er een obstructie ontstaat van energie en bloed. Deze obstructie is de ontwikkeling van Wind in combinatie met Hitte. In deze fase spreken we van een Yangpsoriasis, er is een volheid van bloed. Na deze fase zien we uitdroging ontstaan van de huidlesies ten gevolge van een combinatie van Wind en Droogte. Hier spreken we van een Yinpsoriasis, er is een leegte van bloed oftewel een tekort aan bloed.

Belangrijke drukpunten voor de symptomatische aanpak van psoriasis zijn:

+ Blaas 1 + 12 + 23 + 40, Dikke darm 4 + 5 + 11 + 20, Driewarmer 5 + 6,
+ Galblaas 20 + 31 + 34, Hartconstrictor 6 + 7, Lever 3 + 8, Long 9,
+ Maag 14 + 15 + 36, Milt 6 + 10 en Nier 3.

Herpes Labialis

Herpes is een verzamelnaam voor huidziekten die door een aantal, meestal samenhangende, jeukende en pijnlijke blaasjes met vloeibare inhoud, wordt gekenmerkt. Herpes Labialis of de koortslip is een virusaandoening op en rondom de mond, deze wordt ook Herpes Simplex virus 1 genoemd. Ze tast de huid en het mondslijmvlies aan. Het ontstaat in de eerste vijf levensjaren door druppel of smeerinfectie of op latere leeftijd onder invloed van:

+ klimatologische omstandigheden
+ maag en darmverstoringen
+ menstruatie op latere leeftijd
+ zwakker afweersysteem.

De kenmerken zijn:

+ het ontstaat snel en is besmettelijk door huidcontact
+ het virus slaapt in de neus en kan tijdens je leven actief worden als er daartoe aanleiding is
+ locatie is vooral rond de mond, op de lippen en op de neus en het mondslijmvlies
+ na jeuk en branderigheid ontstaat er een gevoel van spanning en rode huidblaasjes, deze lossen vanzelf op en laten meestal geen littekens na.

Oosterse visie koortslip

Oorzaken volgens de Chinese geneeskunde zijn:

+ stagnatie in de huid van Wind, Vocht en Hitte die niet geëlimineerd wordt door transpiratie
+ P.E. Wind afkomstig van een Yin of bloed tekort, dit is een Leverenergieverstoring
+ Hitte afkomstig van een bloedstagnatie oftewel onzuiver bloed
+ Vocht afkomstig van een Miltenergie verstoring, die de vochten onvoldoende mobiliseert
+ Vocht en Hitte combinatie in relatie met de Driewarmerenergie, terwijl de Long en Dikke darm er meestal ook bij betrokken zijn.

Belangrijke drukpunten bij een koortslip en alle herpesvormen zijn:

- Blaas 40, Dikke darm 4 + 5 + 11 + 20, Dumo 14, Galblaas 31 + 34,
- Hart 7, Lever 3, Maag 4 +14 + 36, Milt 6 + 9 + 10 en Renmo 24.

Index